Fritz Frederick Smith

INNERE BRÜCKEN

Handbuch der Lebensenergie und Körperstruktur

Aus dem Amerikanischen von Eberhard - G. Bötel

D1668999

Humanics, Atlanta, GA, U.S.A.

Die Originalausgabe erschien unter dem Titel:
„Inner Bridges - A Guide to Energy Movement and Body Structure"
im Verlag Humanics Publishing Group, Atlanta, Georgia.
Copyright © Humanics Limited 1986
Aus dem Amerikanischen übersetzt von Eberhard-G. Bötel. Mit
einem Vorwort zur deutschen Ausgabe von Martin Konitzer.

CIP - Titelaufnahme der Deutschen Bibliothek

Smith, Fritz Frederick:
Innere Brücken: Handbuch der Lebensenergie und Körper-
struktur / Fritz Frederick Smith.
Aus d. Amerikan. von Eberhard-G. Bötel.
- 1. Aufl. - Oldenburg: Trans-Form-Verl., 1990
- 2. Aufl. - Atlanta, GA, U.S.A.
Einheitssacht.: Inner bridges <dt.>
ISBN 0-89334-301-3

2. Auflage 1999
Copyright © by Humanics Verlag
P. O. Box 7400, Atlanta, GA, U.S.A.
Printed in the United States of America. Alle Rechte vorbehalten.

ISBN 0-89334-301-3

Meinen Eltern, Margaret Reindel Smith und Ernest J.Smith,D.C.

Innere Brücken ist kein Trainingshandbuch. Übungen und Techniken werden ausschließlich zur Veranschaulichung von Ideen dargestellt, die weitere Diskussion anregen sollen. Sie sind nicht zur klinischen Unterweisung des Lesers gedacht.

Danksagung

Ich möchte danken: Julia Measures, die mir den ersten Anstoß gab, mein Wissen mitzuteilen; Myrtle Bradley sowie Susan und Steve James, die mich ermutigten zu schreiben; Gary Wilson, der dieses Buch möglich machte; Jody Bailey, Cheryle Dembe Brunner, Aminah Raheem, Ed Chin, Roy Capellaro, Terry Brickley, Jim McCormick und Gary Dolowich für ständige Unterstützung und Ermutigung; Sandy und Jim Handley für die Durchsicht des ersten Manuskripts; Susan Sparrow und Hal Zina Bennett für ihre Hilfe bei Stil und Inhalt; Carol Riddle für die Illustrationen und Jean Picciuolo für die Brückenbilder; Lori Annaheim und Linda Benefield für ihre editorische Hilfe; meiner Frau Betty für die Klarheit ihrer Kritik und Vorstellungskraft. Darüberhinaus gilt mein besonderer Dank den vielen Freunden, Patienten und Lehrern, die mich auf meiner Reise begleitet haben.

Inhalt

Brücken zu einer energetischen Anatomie

Fritz Frederick Smith verknüpft in dem vorliegenden Buch Yoga, Akupunktur und Bioenergetik. Das Werk steht damit in einer Tradition, die mit der Publikation von Alexander Lowens "Physical Dynamics of Character Structure"[1] 1958 - ein Jahr nach dem Tode Wilhelm Reichs - ihren Anfang nahm. Lowen bemühte sich erstmals um die Popularisierung des lebensenergetischen Konzepts Wilhelm Reichs, indem er es transkulturell mit asiatischen und orientalischen Vorstellungen in Beziehung brachte.[2]

Denn die von Reich der modernen westlichen Medizin präsentierte Annahme einer Lebensenergie als Basisfunktion aller körperlichen und seelischen Prozesse hat bis heute weder in der medizinischen Wissenschaft noch im Verständnis der Laien von Gesundheit und Krankheit breite Zustimmung gefunden. Lebensenergetische Konzepte und Praktiken aus indischer und chinesischer Tradition hingegen werden seit Jahrzehnten als Ausdruck eines intakten Naturverhältnisses, eines gesunden Umgangs mit dem Körper akzeptiert, gar bewundert. So wurde Yoga als "Sport" seit den fünfziger Jahren in der westlichen Welt geradezu eine Mode [3], Akupunktur etablierte sich als erfolgreiches Heilverfahren [4], obwohl die theoretischen Grundlagen dieses Verfahrens in der Anatomie und Physiologie der westlichen Medizin keine Entsprechungen hatten.

Es lag somit nahe, daß diese sich westlicher Popularität erfreuenden östlichen Lebensenergie-Konzepte von einigen Schülern Reichs als dem eigenen Tun verwandt begriffen und in die eigene Therapie eingemeindet wurden. Der Reich-Schüler und Lowen-Kollege John Pierrakos bemühte sich schon früh um die Fusion der indischen Chakra-Lehre und der Vorstellung Reichs von Energie-Fluß und Energie-Stau in Kopf, Hals, Brust, Bauch und Becken.[5]

In diesem Sinne versteht auch F.F. Smith seine Theorie und Praxis als Brückenschlag zwischen einem neuen westlichen - kulturell noch nicht akzeptierten - und einem alten östlichen lebensenergetisch fundierten Menschenbild. Wo es Lowen und Pierrakos als Psychiatern aber primär um eine lebensenergetische Begründung von Psychodynamik geht, bemüht sich Smith als Orthopäde um Bausteine zu einer Anatomie, in der sämtliche Gewebe des Körpers, physiologische und seelische Prozesse unter lebensenergetischem Aspekt verknüpft sind. "Innere Brücken" meint also bei Smith : Brücken als energetische Verknüpfung der Organfunktionen untereinander, Verknüpfung der Organfunktionen und des Seelenlebens sowie Verknüpfung des gesamten Menschen mit der ihn umgebenden Natur. Außerdem bedeuten "Innere Brücken" aber auch : das Aufzeigen transkultureller Entsprechungen lebensenergetischer Konzepte, Praktiken und Therapien.

Martin Konitzer
(Arzt, Autor der Bücher "Wilhelm Reich zur Einführung"
und "New Age. Über das Alte im neuen Zeitalter.")

1 Alexander Lowen, Physical Dynamics of Character Structure. New York 1958
  deutsche Ausgabe: Körperausdruck und Persönlichkeit. München 1981

2 Alexander Lowen, Körperausdruck und Persönlichkeit. S.52ff

3 Selvarajan Yesudian/Elisabeth Haich, Sport und Yoga. München und Engelberg (Schweiz) 1984 29.Auflage

4 Heribert Schmidt, Konstitutionelle Akupunktur. Stuttgart 1988 3.Auflage

5 John C. Pierrakos, Core Energetik. Essen 1987

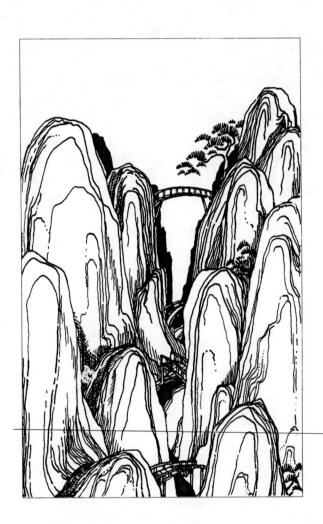

Ich schreibe dieses Buch in der Hoffnung, einen Beitrag zu der sich ständig erweiternden Sichtweise des menschlichen Körpers als einem integrierten System zu leisten. Insbesondere möchte ich die Verbindungen oder Brücken erkunden, die es zwischen den sichtbaren und unsichtbaren Bereichen des menschlichen Körpers gibt. "Innere Brücken" gibt meiner Überzeugung Ausdruck, daß Energie als spezifische Kraft existiert - mit ihrer eigenen Anatomie, Physiologie und Pathophysiologie. Ausgehend von meiner eigenen Erfahrung bin ich außerdem davon überzeugt, daß diese energetische Kraft, wenn sie erst einmal akzeptiert und allgemein erfahren ist, unsere Sicht von der Natur verändern und uns helfen kann, Krankheiten zu heilen und Gesundheit zu erhalten.

Ich wuchs in einer Familie auf, die auf dem Gebiet der Wissenschaft und der praktischen Medizin engagiert war, und wurde in einer wissenschaftlichen Denkweise erzogen. Ich machte den B.A. in Zoologie und Chemie , studierte dann Medizin mit den Schwerpunkten Orthopädie und Chirurgie (1955) und promovierte 1961 zum Dr.med. Es folgten siebzehn Jahre Praxis als Allgemeinmediziner, bis mein grundlegendes Verständnis von menschlicher Gesundheit und Krankheit völlig in Frage gestellt und verändert wurde.

Über lange Zeit hatte ich gemerkt, daß meine medizinische Sichtweise bestimmte Erfahrungen mit dem menschlichen Körper und seiner Heilung nicht erklären konnte. Ich konnte nicht sagen, was fehlte, wußte aber, daß es irgendwo Erklärungen geben mußte. Mitte der sechziger Jahre wandte ich mich auf der Suche nach solchen Informationen verschiedenen Gebieten wie der Kraniosakralen Osteopathie, der klinischen Hypnose und der Strukturellen Integration (Rolfing) zu. Ich hatte wichtige Einsichten und machte wichtige Erfahrungen, aber keine war so mächtig oder grundlegend, daß ich sie nicht hätte ignorieren oder zurechtbiegen können, um meine "wissenschaftliche" Sicht der Wirklichkeit zu erhalten.

Dann, 1971, zerbrach mein wissenschaftliches Modell plötzlich innerhalb von zwei Tagen. Ich nahm an einer Einführung in traditionelle chinesische Akupunktur bei Prof. J.R.Worsley teil und wurde Zeuge von Geschehnissen, die ich mit meinem medizinischen Verständnis nicht erklären oder einordnen konnte. Einiges davon wird in diesem Buch beschrieben. In der Folge gerieten die Grundlagen meines wissenschaftlichen Modells ins Schwanken, und es entwickelte sich eine erweiterte Sicht von Naturprozessen.

Mein medizinisches Wissen war nicht falsch, aber es war begrenzt, eingeengt durch die empirische Methode mit ihren Forderungen nach Beweisbarkeit, eindeutigen Kausalzusammenhängen und nach Fakten. Alles, was ich bis zu diesem Zeitpunkt gelernt hatte, leugnete die intuitive und erfahrungsorientierte Seite des Lebens. Krankheit wurde gesehen als ein Ereignis, nicht als ein Prozeß im größeren Lebenszusammenhang eines Menschen. Ich kannte kein Konzept von Energie oder Energiefluß, das östlicher Philosophie oder anderen Heilsystemen ja schon immer implizit zugrunde liegt. Ich hatte mein medizinisches Modell als die ganze "Geschichte" akzeptiert. Jetzt wußte ich: Das war nur ein Kapitel aus dem viel größeren Buch über Gesundheit, Ganzheitlichkeit und menschliches Potential.

Ich wurde ein eifriger Student, Kenner, Praktiker und schließlich Lehrer in der Anwendung energetischer Prozesse beim Heilen. Ausschlaggebend für diese Entwicklung war J.R.Worsley und sein "College of Chinese Acupuncture" in England (1971-78), an dem ich den Bachelor- und Magistergrad erwarb. Später wurde ich Mitglied des Lehrkörpers am Institut für traditionelle Akupunktur in Columbia, Maryland. Ich war Schüler von Jack Schwartz und Brugh Joy, lernte Jin Shin Do und Shiatsu, machte Erfahrungen mit Meditation, Yoga, Tai Chi Chuan und Chi Kung. In meiner klinischen Praxis begann ich, die Welt innerer Bewegungen und Ströme mit meinem wissenschaftlichen Verständnis und meinen medizinischen Fähigkeiten zu verbinden. Im Laufe dieses Prozesses kam ich zu der Erkenntnis, daß es im Menschen spezielle Regionen gibt, in denen Bewegung und Struktur aufeinandertreffen, ähnlich wie in einem Segelboot, wo sich Wind (Bewegung) und Segel (Struktur) treffen. Das Konzept dieser "Schnittstelle" führte dann 1973 zur Formulierung der grundlegenden Thesen des strukturellen Akupressursystems, des "Zero Balancing", mit dem sich das Verhältnis zwischen Energie und Struktur beurteilen und ins Gleichgewicht bringen läßt. Die Veränderungen in Menschen nach Zero Balancing-Sitzungen ließen mich verstehen, daß jener Brückenschlag zwischen Energie und Materie auf den drei Ebenen von Körper, Geist und Seele stattfindet und daß jede dieser Ebenen allein oder in Verbindung mit den anderen angesprochen werden kann.

Die Folgerungen aus diesem neuen Verständnis von strukturell-energetischer Schnittstelle brachten mich dazu, meine gut gehende Allgemeinpraxis aufzugeben und mich auf dem Gebiet eines erweiter-

14

ten Gesundheitswesens zu engagieren, wo ich die hier dargestellten Prinzipien von Struktur und Energie lehrte.

"Innere Brücken" ist eine weitere Station auf dieser Reise, auf der ich Tausende von Patienten buchstäblich "getroffen" habe. Dieses Buch ist keine Gebrauchsanweisung. Es ist vielmehr eine Untersuchung über Verbindungen zwischen alten Theorien von Energie und moderner Medizin, zwischen esoterischer Anatomie des Ostens und medizinischer Anatomie des Westens, zwischen subjektiver innerer Erfahrung und objektiver Beobachtung. Es stellt Vermutungen an über Physiologie und Pathophysiologie von energetischen Prozessen und ihren Beziehungen zu unserem modernen westlichen Verständnis von Physiologie. Darüberhinaus untersucht "Innere Brücken" die wachsende Annäherung zwischen westlicher Medizin und alternativer Gesundheitsvorsorge in der Hoffnung, daß diese Brücken zu einer besseren Kommunikation und einem besseren Verständnis auf beiden Seiten beitragen.

Die in diesem Buch zum Ausdruck kommenden Gedanken und Ideen sind eine Sichtweise unter vielen und entspringen den persönlichen Lebenserfahrungen eines einzelnen Arztes. Ich hoffe, daß sie bei meinen Lesern Verständnis wecken für Energieprozesse im Körper bzw. ihr Verständnis davon erweitern. Konzepte, die energetische Prozesse beschreiben, finden gegenwärtig rasche Verbreitung. Mein Ziel ist nicht, meine Annahmen wissenschaftlich zu untermauern und unanfechtbar zu machen, sondern den Leser zu ermutigen, seine eigenen Erfahrungen zu reflektieren. Angesichts der zunehmenden Komplexität unserer Welt sollten wir unser Wissen einander zugänglich machen und Vielfalt anstelle von Eingleisigkeit ermöglichen. Wenn dieses Buch dem Leser auch nur eine flüchtige Ahnung von neuen Möglichkeiten vermittelt, dann hat es seinen Zweck erfüllt, indem es zu einem sich ständig erweiternden Bild des menschlichen Körpers und des ihm innewohnenden Potentials beiträgt.

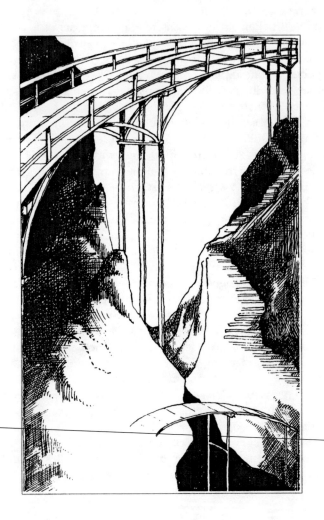

Kapitel 1

GLAUBENSSYSTEME ÜBERBRÜCKEN

„Die Karte ist nicht das Gelände"

Im Laufe seines Lebens kreiert jeder von uns bewußt oder unbewußt bestimmte Sichtweisen oder Modelle der Welt, die zu einem Teil seiner selbst werden. Die meisten kennen dieses Phänomen der Entstehung von "Glaubenssystemen" aus eigener Erfahrung. Dieses Modell oder Glaubenssystem wird jedoch immer wieder in Frage gestellt. Um unsere physische, geistige und spirituelle Gesundheit zu erhalten, müssen wir uns solchen Herausforderungen erfolgreich anpassen und neue Informationen verdauen. Vieles davon stimmt mit unserem Modell überein, indem es uns in unserem bisherigen Wissen bestärkt oder uns hilft, unser Wissen schrittweise zu vergrößern. Erziehung und kulturelle Prägung verstärken diesen Prozeß. Nun gibt es aber Erfahrungen in unserem Leben, die unseren Glaubenssystemen zuwider zu laufen scheinen oder ihnen völlig fremd sind. Wenn wir solchen Erfahrungen begegnen, stehen wir vor der Wahl, unsere Modelle zu verändern, um die neue Information aufnehmen zu können, Erklärungen für das Neue zu finden, um es unserem bestehenden Modell anpassen zu können, oder das Neue zu leugnen, indem wir so tun, als sei es nicht passiert oder überhaupt nicht existent. Ereignisse, die unsere Glaubenssysteme in Frage stellen und uns schließlich veranlassen, unsere Ansicht zu verändern und die Bindung an alte Glaubenssysteme aufzugeben, sind wirklich prägende Ereignisse in unserem Leben. Sie eröffnen neue Möglichkeiten.

Ein Modell oder Glaubenssystem ist ein theoretisches Konstrukt, das Information und Erfahrungen organisiert, das die Dinge aber niemals so zeigt, "wie sie wirklich sind". Das Modell ist nicht die Wirklichkeit, die Karte ist nicht das Gelände. Dennoch ist dieses Modell unser Bezug zur Wirklichkeit, und es ist in uns so tief verwurzelt, daß die Veränderung von Landkarten oder das Sich-Lösen von bestehenden Glaubenssystemen gewöhnlich ein schmerzhaftes Ringen voller Ungewißheit ist.

Östliche Philosophie in der westlichen Welt

Die jüngste Herausforderung auf dem Gebiet der Medizin und des Heilens war das gestiegene Interesse an östlicher Philosophie in der westlichen Welt. In der wissenschaftlichen Tradition des Westens geht es darum, Daten und Ereignisse außerhalb unserer selbst objektiv zu analysieren. In der Tradition des Ostens geht es um die ganz subjektive Erkundung der inneren Welt durch Kontemplation, Meditation und Körperübungen. Die Schlußfolgerungen und Ergebnisse östlicher Tradition führen uns zu Modellen der Wirklichkeit, die sich sehr von denen des Westens unterscheiden - oder sich zumindest oberflächlich zu unterscheiden scheinen. Fritjof Capra zeigt in seinem Buch "Das Tao der Physik" beispielhaft, daß sich die Schlußfolgerungen westlicher Wissenschaft immer mehr den aus alten meditativen Praktiken des Ostens gewonnenen Erkenntnissen annähern, je weiter die Wissenschaftler in den Bereich der subatomaren Physik vorstoßen.

Eine Grundvoraussetzung des östlichen Denkens ist die Existenz von "Energie". Seit Tausenden von Jahren wird sie als eine spezifische Kraft verstanden. In China heißt sie Chi, in Japan Ki und in Indien Prana. In der neueren Wissenschaftsgeschichte des Westens gab es Pioniere wie Samuel Hahnemann, Friedrich Mesmer, C.W.Leadbeater oder Wilhelm Reich, um nur einige zu nennen, die mit Energie als heilender Kraft gearbeitet haben.[1] Das Werk dieser Männer wich so weit vom gängigen Wissenschaftsdenken ihrer Zeit ab, daß es ihnen anfänglich wenig mehr einbrachte als Spott, den Vorwurf der Quacksalberei oder sogar Gefängnis.

Schmerzbehandlung durch Akupunktur

Mit der Frage der "Energie" wurde die westliche Medizin erneut 1972 in Form der Schmerzbehandlung durch Akupunktur konfrontiert. Ich war dabei, als die "Academy for Parapsychology" zusammen mit der "American Medical Association" am 14. Juni 1972 einen Tag lang eine Tagung zum Thema Akupunktur an der Stanford-Universität abhielt. Präsident Nixon hatte die Öffnung gegenüber China eingeleitet, und James Weston hatte seine inzwischen berühmte Blinddarmoperation ausgeführt, bei der er für die postoperative Schmerzbehandlung ausschließlich Akupunktur einsetzte. An jenem Tag sprachen in Stanford eine Reihe hervorragender Redner über Theorie und Praxis der Akupunktur vor einem Publikum von mehr als 1 300 Ärzten und Schwestern. Das Publikum war ruhelos an jenem Morgen, und es herrschte ein Klima von allgemeiner Ungläubigkeit, als das Modell der Akupunktur vorgestellt wurde. Die Informationen erschienen einem Auditorium, dessen Ausbildung auf das westliche Konzept von Gesundheit und Krankheit beschränkt war, fremd und für die eigene Arbeit irrelevant.

Wirklich dramatisch wurde es nach der Mittagspause, als Filme von Operationen gezeigt wurden. Da wurde eine canceröse Lunge entfernt, und als einzige Betäubung dienten insgesant vier Akupunkturnadeln in jedem Ohr und Arm des Patienten, jeweils manuell von dem anwesenden Akupunkteur stimuliert. Im nächsten Fall wurde die Entfernung eines Gehirntumors gezeigt - einzige Narkose: eine Nadel im Unterarm. Operation um Operation wurde dokumentiert, alle unter Anwendung von Akupunktur als alleiniger Betäubung. In einigen Fällen manipulierten Akupunkteure die Nadeln, in anderen erfolgte die Reizung durch Schwachstrom. Alle Patienten waren wach und sprachen während der Behandlung, einige tranken sogar ab und an einen Schluck Wasser. Bei einer Operation setzte der Patient sich am Schluß auf dem Tisch auf und schüttelte dem operierenden Arzt und seinem Team die Hand. In einem anderen Fall, nach der Operation eines Schilddrüsentumors, stand der Patient tatsächlich vom Operationstisch auf und ging aus eigener Kraft zu einem bereitgestellten Rollstuhl. Als nach dem Film die Lichter im Saal wieder angingen, war es still wie in einer Kirche. Kein Laut kam aus dem Publikum, es herrschte eine Atmosphäre von intensiver Ruhe und ehrfurchtsvollem Schweigen. Die Menschen waren gerade Zeuge einer Reihe von Ereignissen geworden, die vollkommen außerhalb ihres gängigen Modells der Realität lagen. Während der folgenden Pause ging das Spektrum der Reaktionen von Faszination bis zu völliger Ungläubigkeit. Ein Arzt unterstellte, der Film sei eine Fälschung und ein Propagandatrick der Volksrepublik China. Glücklicherweise war Dr. Paul Dudley White, ein anerkannter Herzspezialist, Teilnehmer der anschließenden Podiumsdiskussion. Er gehörte zu dem Ärzteteam, das in China die eben gezeigten Operationen gefilmt hatte, und bestätigte die Filme in allen Teilen.

Auch jetzt, 13 Jahre später, nachdem viele von uns in China gewesen sind und sich mit eigenen Augen überzeugt haben, sind die weitreichenden Implikationen der Schmerzbehandlung durch Akupunktur noch längst nicht erfaßt. Die Tatsache, daß eine Betäubung mit Akupunktur tatsächlich funktioniert, hat unsere medizinischen Modelle gründlich in Frage gestellt und zu einer intensiven Forschung geführt, die die Wirkweise dieses Phänomens erklären soll.

Die Wissenschaft reagiert

Nachdem die Wirksamkeit von Akupunktur bei der Schmerzbehandlung anerkannt war, lieferten sich Forschungsinstitute weltweit ein heißes Rennen auf der Suche nach rationalen Erklärungen für das Phänomen. Aus diesen Forschungen bildeten sich zahlreiche Ableger, so z. B. die Entwicklung von über die Haut wirksamen Stimulatoren für die Selbstbehandlung von Schmerzen, die elektrische Stimulation, um Heilungsprozesse im Bindegewebe zu fördern, und die Entdeckung der Endorphine, natürlicher morphiumähnlicher Substanzen, die in unseren Körpern produziert werden. Kliniken zur Schmerzbehandlung entwickelten sich, die Methode des Bio-Feedbacks breitete sich aus, und paranormale Phänomene rückten erneut ins Blickfeld.

Ein nicht so spektakulärer, aber sehr wichtiger Zweig wurde das sich ausbreitende Interesse an der allgemeinen therapeutischen Wirksamkeit von Akupunktur über die schmerzstillenden Eigenschaften hinaus. Das ernsthafte Studium dieses alten Heilungssystems wurde zu einer Brücke zu östlicher Philosophie und zum Reich der traditionellen chinesischen Medizin. Das wachsende Interesse regte dazu an, klassische östliche Texte und moderne Schriften zu übersetzen, die sich mit Theorie und Praxis von Akupunktur, Kräuterkunde, Meditation und den Kampfkünsten beschäftigen. Auf der Brücke zwischen altem und neuem China ist gegenwärtig viel Bewegung. Menschen auf der Suche bewegen sich ebenso frei auf ihr wie "Professionelle", ja, ganze Kulturen sind auf dem Weg.

Der Wissensaustausch und die Forschung über Akupunktur halten an, und es herrscht in der westlichen Medizin zunehmend Übereinstimmung darin, daß Akupunktur und traditionelle chinesische Medizin glaubwürdig sind. Bis jetzt ist jedoch meines Wissens auch nicht eine wissenschaftliche Theorie in der Lage, alle in Verbindung mit Schmerzakupunktur oder allgemeiner Akupunkturbehandlung auftretenden Effekte auch nur annähernd befriedigend zu erklären.

Energie als beobachtbare Erfahrung

Eins der schwer faßbaren Prinzipien von Akupunktur ist das Verständnis von Chi, der vitalen Lebenskraft. Sie war in Studien, die auf der wissenschaftlichen Methode des Westens beruhen, nicht faßbar, obwohl sie auf der Ebene der persönlichen Erfahrung so deutlich wahrnehmbar ist, daß an ihrer Existenz kein Zweifel sein kann. Wenn man sich mit Akupunktur und Körpertherapie beschäftigt und erst einmal anerkennt, daß es überhaupt Energieströme im physischen Körper gibt, kommt man zu der Einsicht, daß Chi als ganz spezielle und bedeutende Kraft im Körper existiert. Sie folgt in ihrem Verhalten grundsätzlichen Regeln, die man überall in der Natur beobachten kann. Sie kann sich in Strömen mit bestimmter Geschwindigkeit und Richtung bewegen oder tritt als stehende Welle oder ungerichtetes Schwingungsfeld auf.

Wenn wir den Begriff der "Energie" in unsere Sicht der Natur und des menschlichen Körpers einbeziehen, ergeben sich bestimmte grundsätzliche Verschiebungen in unseren Vorstellungen. Im Bereich der Gesundheit und des persönlichen Wachstums eröffnet sich eine Vielzahl alternativer Möglichkeiten. In der Medizin hilft das Akzeptieren einer energetischen Kraft wie Chi ebenfalls, bestimmte Phänomene zu verstehen, wie z. B. Spontanheilungen, die im bisherigen wissenschaftlichen Bezugsrahmen keinen Platz haben. In Psychologie und Parapsychologie bietet das Konzept von Energie eine Erklärung für Telepathie und andere "spezielle Kräfte", die in vielen Schriften über Yoga beschrieben werden. Ohne dieses Konzept sind bestimmte Phänomene nicht zu erklären und scheinen sämtlichen Naturgesetzen zu widersprechen; ein Paradebeispiel dafür ist das Feuerlaufen.

Feuerlaufen -
eine Herausforderung an unsere Glaubenssysteme

Während der "Mandala Holistic Health Conference" 1976 in San Diego demonstrierte Vernon Craig seine Fähigkeit zum Feuerlaufen. Ungefähr tausend Menschen hatten sich auf einem Golfplatz versammelt, um zu sehen, wie er über eine ca. sieben Meter lange Strecke rotglühender Kohlen ging. Der Kommentator Norman Sheeley, selbst Arzt, lud die im Publikum anwesenden Ärzte ein, Mr. Craig vor und nach seinem Feuerlauf zu untersuchen. Ich war einer von sechs Ärzten, die dieser Einladung folgten.

Mr. Craig war ein leicht übergewichtiger Mann mittleren Alters in Anzug und Krawatte, seine Hosen hatte er über die Knie hochgekrempelt. Die Beine waren normal behaart, seine Füße biegsam und weich, vollständig frei von Hornhaut und normal temperiert.

Mr. Craig wendete sich an das Publikum und sagte, er würde einige Augenblicke brauchen, um sich auf den Feuerlauf vorzubereiten, und er würde die Hand heben, wenn er bereit sei, loszugehen. Seine Vorbereitung bestand darin, daß er rauchend und an einer Cola nippend vor und zurück über ein Ende der Feuergrube trat. Nach ungefähr einer halben Stunde trat er ans Mikrofon und sagte, er habe Schwierigkeiten, sich zu konzentrieren wegen des Lärms, der von einem angrenzenden Schnellweg herüberdrang, und er bat uns um Geduld. Es verging noch einmal eine halbe Stunde, während der er weitere Zigaretten rauchte und noch eine Cola trank. Er trat wieder ans Mikrofon und sagte dem Publikum, daß er immer noch Schwierigkeiten habe, "tief genug" zu kommen, und jetzt zwar imstande wäre, die Kohlen ohne Schmerzen zu überqueren, aber befürchten würde, daß seine Füße Brandblasen davontrügen, wenn er es versuchte. Angesichts der Ruhelosigkeit der versammelten Menge sagte er, er wolle das Risiko eingehen, wurde aber von Dr. Sheeley unterbrochen, der Craig den Feuerlauf nur erlauben wollte, wenn er selbst das Gefühl habe, daß er es ohne Schaden überstehen könne. Nun bot jemand aus dem Publikum Mr. Craig Ohrenstopfen an, die ihm helfen sollten, sich gegen den Lärm des Schnellwegs abzuschirmen. Nachdem er sich diese Stopfen eingesetzt hatte, signalisierte Craig seine Zufriedenheit und begann wieder, über das Ende der Feuergrube zu gehen. Einige Minuten später hob er den Arm und schritt über die sieben Meter lange Bahn aus glühenden Kohlen.

Sofort nach dem Feuerlauf untersuchten wir ihn ein zweites Mal. Er wirkte ermüdet, aber sonst in Ordnung. Sein Gesicht war etwas blaß, die Stirn leicht feucht. An seinen Füßen klebte Asche, aber sie fühlten sich kühl an, waren leicht schwitzig und zeigten keinerlei Verbrennungen, Brandblasen oder auch nur Rötungen, die auf eine Schädigung hinwiesen. Sie waren nicht einmal empfindlich gegen Berührungen. Vor Jahren hatte ich Bilder und Beschreibungen gesehen von Menschen, die in einem Zustand hysterischer Verzückung oder tiefer Trance auf Kohlen gingen. Jetzt habe ich von Workshops hier im Land gelesen, in denen durchschnittliche Menschen in einem wenige Stunden dauernden Programm befähigt werden, über glühende Kohlen zu gehen, einfach indem "sie ihre Angst überwinden". So

22

eindrucksvoll diese Berichte auch waren, wirklich getroffen von der Ungeheuerlichkeit eines solchen Unterfangens war ich, als ich Mr. Craig vollkommen ruhig über die Feuergrube gehen sah. Meine früheren Erfahrungen und mein altes Denkmodell sagten mir, daß menschliches Gewebe brennt, wenn es hohen Temperaturen ausgesetzt wird. Obwohl ich jetzt erfahren habe, daß das nicht notwendigerweise so ist, ist mein Verstand immer noch damit beschäftigt, ein Prinzip oder Naturgesetz zu finden, das diese Möglichkeit zuläßt. Die plausibelste Erklärung, die ich bislang gefunden habe, ist, daß ein Mensch die Schwingungen seines Körpers so verändern kann, daß sie sich den Schwingungen der glühenden Kohlen anpassen, sie übertreffen bzw. in einer Weise verfeinern, daß die Hitzewellen sozusagen durch den Körper hindurchgehen - in jedem Fall ist eine "Immunität" gegen das Brennen die Folge.

Am folgenden Morgen sprach Mr.Craig vor einem größeren Publikum. Er verriet, daß seine Fähigkeit des Feuerlaufens zusammen mit der Fähigkeit, Schmerz zu kontrollieren, Blutungen zum Stillstand zu bringen und die Heilungsfähigkeit seines Körpergewebes zu verbessern, auf Prinzipien beruhten, die in Yoga Ramacharakas Buch "Advanced Course in Yoga Philosophy and Oriental Occultism" beschrieben sind. Die grundlegende Übung bestand in der Kontrolle der Atmung, als dem einzigen System unseres Körpers, bei dem wir willkürliche Kontrolle über eine unwillkürliche Funktion ausüben können. Über diese Brücke zum autonomen Nervensystem und den Energiesystemen seines Körpers beherrschte Mr. Craig paranormale Fähigkeiten wie das Feuerlaufen. Solche Ereignisse stellen das westliche Modell von Lebensvorgängen grundsätzlich in Frage.

Phänomene, die ungewöhnlich oder paranormal scheinen, wurden von Menschen in allen Zeiten beobachtet und in so vielen Kulturen dokumentiert, daß man das tatsächliche Auftreten dieser Ereignisse nur schwerlich in Frage stellen kann. Die Techniken und zugrundeliegenden Glaubenssysteme jedoch, die solche Fähigkeiten hervorbringen und einzelne befähigen, so außerordentliche Taten zu vollbringen, sind so verschieden wie die Kulturen, aus denen sie stammen. Nur etwas zieht sich wie ein roter Faden hindurch: irgendein Konzept von einer Kraft oder Energie, das über das alltägliche Verständnis des physischen Körpers hinausgeht.

Energietheorien und Alltagsleben

Spektakuläre Demonstrationen von Energiekontrolle mögen unsere bestehenden Modelle von der Welt in Frage stellen und Widersprüche zwischen unserer persönlichen Erfahrung und analytischem Denken aufzeigen. Auf einem allgemeineren Niveau ist die Begrifflichkeit und das ursprüngliche Wissen um Energie jedoch Allgemeingut in unserem täglichen Leben, wie es sich sogar in unserem alltäglichen Sprachgebrauch zeigt. Ausdrücke wie "Bei mir ist die Luft raus", "Ich bin total geladen" oder "Ihre Augen leuchteten" beziehen sich alle auf persönliche Erfahrungen mit unseren Energiefeldern.

Nun gibt es nicht nur ein Bewußtsein über die Existenz von Energie, sondern wir haben auch direkte Erfahrungen damit. Manche Menschen sind dafür empfänglicher, andere weniger, aber die grundsätzliche Fähigkeit, Energie wahrzunehmen, besitzt jeder. Dabei wird die Wahrnehmung durch die Überzeugung gesteigert, daß es Energie wirklich gibt. Unterstützt wird sie durch Atemübungen und andere Techniken, um den Geist oder Verstand zu beruhigen, wie z. B. Meditation oder Kontemplation. Wenn der Verstand still ist, kommen subtilere Aspekte unserer Natur zum Vorschein. Wir fühlen das "Summen" oder "Kribbeln" in unserem Körper, wir sehen das Energiefeld, das einen anderen Menschen umgibt, oder wir machen Erfahrungen mit dem Raum, den unser Körper jenseits seiner physischen Grenzen einnimmt.

Eine Möglichkeit, direkt Energie zu erfahren, ist eine Akupunkturbehandlung. Die durch Akupunktur ausgelösten energetischen Gefühle nennt man "di chi". Sie reichen von starkem Schmerz in der Umgebung der akupunktierten Stelle bis zu einem feinen Kribbeln, das durch den ganzen Körper läuft. Noch aufschlußreicher ist es, wenn man sich danach eine klassische Akupunkturtafel ansieht und feststellt, daß die Orte, an denen man das Kribbeln fühlt, genau vorhergesagt werden können anhand von Energiemeridianen, die vor mehr als 2 500 Jahren schon aufgezeichnet wurden. Das Kribbeln ist nicht zufällig, sondern folgt wohldefinierten Bahnen.

Andere heilende Verfahren wie Akupressur, Homöopathie, Körperarbeit und kreative Imagination verstärken ebenfalls energetische Einsichten. Jeder kann für sich durch die Übung von Kampfkünsten, Yoga oder Meditation tiefe Einsicht in seine subtile, energetische Natur bekommen. Manche haben tiefgehende Erfahrungen mit Energie unter extremem Streß, wie in ekstatischen Zuständen oder angesichts des Todes. Für andere stellen veränderte Bewußtseinszustände den Auslöser dar, zum Beispiel durch bestimmte Arten zu fasten in Verbindung mit ausgedehnten Körperübungen, durch Zustände der Deprivation oder durch den Gebrauch bewußtseinsverändernder Drogen. Wieder andere erfahren sie einfach durch bewußtes Wahrnehmen ihres Lebens mit all seinen Kämpfen und Freuden.

Entwicklung eines Modells zur Körperenergie

Arbeitsmodelle zu diesem subtilen Aspekt des Körpers müssen im Einklang mit den Naturgesetzen sein, sie müssen sich außerdem mit unserer persönlichen Sicht der Welt vertragen und flexibel genug sein, um sich mit neuen Informationen ändern zu können. Um in der Therapie nützlich zu sein, müssen sie Vielfältigkeit zulassen; sie sollten gleichzeitig einfach genug sein, damit man einen "klaren Kopf" behalten kann. Bei der Entwicklung des auf den folgenden Seiten beschriebenen Modells folgte ich diesen Vorgaben.

Teilchen und Welle

Ganz grundsätzlich betrachtet ist alles eine Form von Energie oder, wie die Chinesen sagen würden, alles ist eine Form von Chi. Um jedoch ein Arbeitsmodell von Energie zu entwickeln, müssen wir spezifische Bestandteile definieren, so daß sich Beziehungen ergeben und bestimmte Phänomene auftreten können. Das Ganze wird so vom Standpunkt seiner Teile betrachtet. Die moderne Physik hat uns am Beispiel des Lichts gezeigt, daß Energie sowohl als Teilchen wie auch als Welle auftreten kann und daß diese beiden Formen miteinander austauschbar sind. Vom experimentellen Standpunkt aus können wir Natur nicht nur im Sinne von Teilchen (Formen und Struktur) oder Wellen (Bewegung und Vibration) erfahren, sondern darüber hinaus auch die Schnittstelle, an der sich beide treffen - im starken Wind stehen, sich an einen Baum lehnen oder irgendeine andere Schnittstelle, wo Bewegung auf Form trifft.

Am Beispiel der Bewegungen von Luft und Wasser läßt sich die Beziehung zwischen Teilchen und Welle sinnlich erfahrbar erklären. Sowohl Wasser als auch Luft sind Medien, durch die sich Wellen oder Ströme aus Energie bewegen. Die Auswirkungen solcher Bewegungen sehen wir als bestimmte Formen, die Materie in der Umgebung dieser Medien annimmt. So stehen z.B. an der Küste Zentralkaliforniens Zypressen, die auch an windstillen Tagen so wirken, als würden sie von einem starken Wind gebeugt. Der ständig vom Ozean her wehende Wind hat die Äste während all der Jahre ihres Wachstums in eine solche Form gebracht. Der Baum ist so zu einem Abdruck der Energiebewegung geworden.

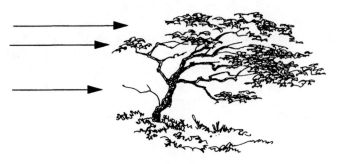

Zypressen in Monterey, Kalifornien

Ein komplexeres Beispiel für die Beziehung zwischen Teilchen und Welle findet sich in der Ozeanologie. Im Meer kann das Wasser als ungerichtetes Kraftfeld gedacht werden, das von äußeren Kräften in spezifische Energieströme organisiert wird. In der bewegten Masse der Wasserpartikel gibt es energetische Schichtungen, die über lange Zeit relativ stabil bleiben. So bleiben Schichten von Wasser unterschiedlicher Temperatur über Jahre hinweg stabil. Andere Schichten übertragen Sonarsignale über Tausende von Seemeilen, so daß sich z. B. Wale über solche Distanzen verständigen können.

Jedes einzelne Wassermolekül wird von unterschiedlich vielen Kräften beeinflußt und kann gleichzeitig Teil verschiedener Energiemuster sein. Parallel zur kalifornischen Küste gibt es eine Meeresströmung in südlicher Richtung. Gleichzeitig steigt und fällt das Meer zu den Gezeiten, die vom Mond bestimmt werden, Wellen bewegen sich horizontal in Richtung auf die Küste. Das Wasser wird außerdem durch die Bewegungen von Fischen und Schiffen, von feststehenden Objekten und von den Verformungen des Meeresgrundes beeinflußt. Ein einzelnes Wassermolekül kann gleichzeitig von all diesen Kräften beeinflußt werden. Die aus all diesen Einflüssen resultierende Bewegung kann auch von unseren fortgeschrittensten Computern nicht berechnet werden. Ungeachtet der Komplexität dieser verschiedenen Einflüsse führt die Natur diese Beziehungen zwischen Teilchen und Welle zu einem vollkommen harmonischen System zusammen.

Der Energie im menschlichen Körper auf der Spur

Im menschlichen Körper erreicht die Fülle von energetischer Bewegung, von Strömungen und Schwingungen eine hohe Komplexität. Wie im Ozean, so kann die Energie auch im Körper ungebunden existieren oder in Schichten oder in organisierten Strömen, die ihre Eigenständigkeit behaupten und wenig Tendenz haben, sich miteinander zu mischen. Energie kann blockiert sein oder frei fließen, sie kann in ihren Schwingungen variieren, sie kann mangelhaft oder im Überfluß vorhanden sein und sie kann von ganz unterschiedlicher Qualität sein.

Körperenergie hat ihre eigene Anatomie und Physiologie, wohlunterschieden vom physischen Körper. Die Anatomie ist geprägt und wird beeinflußt von der physischen Struktur, die Physiologie reagiert direkt auf Gedanken und Emotionen. Diese Energie kann erfahren, verstanden und auch verändert werden, sowohl von innen heraus als auch von Kräften außerhalb des eigenen Körpers, wie Umwelteinflüssen oder anderen körperlichen Kräften. Sie läßt sich im Körper in drei grundsätzliche Formen unterscheiden:

Das energetische Hintergrundfeld. Als erstes finden wir eine überall vorhandene, diffuse, nicht organisierte Schwingung, die den ganzen Körper durchdringt. Sie reagiert auf Kräfte, die sie umgeben oder durchdringen, hat aber in sich selbst keine Form. Sie kann gedacht werden als energetische Kulisse oder Hintergrundmusik des Körpers.

Vertikaler Energiefluß. Zweitens wirkt der Körper als Leitung oder Kanal für hindurchfließende Energie, wobei die speziellen, körperlichen Gegebenheiten formgebend für diesen Energiefluß sind.

Innerer Energiefluß. Drittens gibt es, in klar unterscheidbaren Bahnen und Mustern, energetische Ströme innerhalb des Körpers.

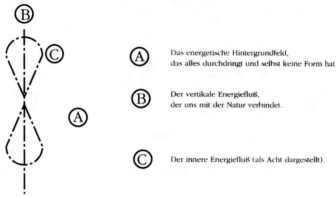

(A) Das energetische Hintergrundfeld, das alles durchdringt und selbst keine Form hat.

(B) Der vertikale Energiefluß, der uns mit der Natur verbindet.

(C) Der innere Energiefluß (als Acht dargestellt).

Energetisches Hintergrundfeld

Dieses alles durchdringende Kraftfeld hat keine eigene Form, sondern repräsentiert ein Schwingungspotential innerhalb und außerhalb des Körpers. Es reagiert jeden Moment auf die innere und äußere Umgebung des Körpers und hängt direkt mit unseren Gedanken, Gefühlen und körperlichen Bewegungen zusammen. Leichte Stimulation geht als Welle durch das Feld, stärkere Stimulationen hinterlassen unter Umständen Spuren. Tendenziell spiegelt dieses Feld den physischen Körper. Allerdings ist es kein exakter Spiegel, denn das würde eine statische Situation voraussetzen und einen Mangel an Reaktionsfähigkeit; vielmehr herrscht eine wechselseitige Beziehung. Jeder Wechsel, sowohl in der Struktur wie im Feld, beeinflußt das jeweils andere. Bei geringer Schwingungsstärke dieses Feldes wirkt jemand in sich zusammengesackt, hat "keinen Mumm" und wenig Ausstrahlung.

Dieses diffuse Feld erstreckt sich über die physischen Grenzen des Körpers hinaus. Die Stärke der Ausdehnung ist von Mensch zu Mensch verschieden und hängt von dem gesundheitlichen Zustand und dem gegenwärtigen Erregungszustand ab. Geht man mit der Hand nah an einen Körper, so spürt man die abgestrahlte Wärme, zieht man die Hand weiter zurück, verringert sich die Wärme, bis sie schließlich nicht mehr wahrnehmbar ist. Wärme ist eine Form von Energie, und es bedarf keiner großen Vorstellungskraft zu verstehen, daß die körperlich abgestrahlte Wärme ein Ausdruck des energetischen Feldes der betreffenden Person ist. Eine Reihe subtilerer Schwingungen ergeben zusammen mit dieser Wärmeabstrahlung die Aura.

28

Es gibt eine Reihe von Menschen, die für die Schwingungen der Aura empfänglich sind und nicht nur die Aura um einen anderen Menschen herum insgesamt wahrnehmen, sondern auch ihre Farbe, ihre Ausdehnung, verschiedene Schichten und sogar Löcher und Lücken. Ein "sensitiver" Mensch kann die Aura lesen und dabei etwas über unsere persönliche Geschichte erfahren, um dann durch Ausbalancieren und Harmonisieren dieser Emanationen zur Heilung beizutragen. Andere Menschen können das leichte Summen und Brummen dieses Feldes hören, während wieder andere seine Dichte fühlen können.

Vertikaler Energiefluß

Um auf einer materiellen Ebene identifizierbare Einzelwesen, wie wir es sind, sein zu können, müssen wir einerseits *Teil* der uns umgebenden Natur sein, auf der anderen Seite aber von ihr unabhängig sein. Diese zweifache Anforderung bedingt zwei grundlegende Energieströme in unserem Körper: Der eine führt durch unseren Körper und verbindet uns mit der Natur, der andere zirkuliert in unserem Körper und läßt uns Individuen sein.

Jedes aufrechte Objekt, egal ob belebt oder unbelebt, funktioniert wie eine Antenne oder ein Blitzableiter, der Energie aus der Umgebung bündelt. Da dies ein fortwährender Prozeß ist, nehmen wir diese Erscheinung gar nicht wahr, es sei denn, es gibt eine deutliche Veränderung in der Stärke oder Frequenz der Schwingungen.

Unser Stoffwechsel, unser ständig sich entladendes Nervensystem und unsere körperliche (Fort-) Bewegung durch uns umgebende Kraftfelder bedeuten eigentlich, daß wir Energie um und in uns transformieren. Wenn die im Raum ungerichtete Energie durch die verschieden dichten Körpergewebe und Energiefelder geht, nimmt sie eine spezifischere Form an, überlagert sich mit unseren eigenen subtilen energetischen Schwingungen, bevor sie wieder in die äußere Umgebung entladen wird.

Wir können Veränderungen in diesen "Blitzableiterströmen" leichter wahrnehmen, wenn wir die Umgebung wechseln. Wenn wir z. B. erst durch einen Pinienwald[2] und dann durch eine Apfelplantage gehen, werden wir sehr unterschiedliche Energieformen wahrnehmen.

Die Pinien sind groß und gerade, haben unten wenig Äste und sind kaum von Unterholz umgeben. In der Apfelplantage sind die Bäume kleiner, voller, breiter und nicht so massiv. Das vorherrschende Gefühl im Pinienwald ist Ruhe mit subtilen Wahrnehmungen von Strömen,

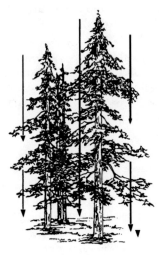

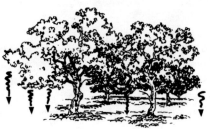

Apfelbäume: Diffuse Energie

Pinien: Starker Energiefluß

Summen oder einem Gefühl der Schwere. Die Apfelbäume vermitteln ein anderes Gefühl, eher diffus und zufällig, leichter, weicher und betriebsamer. Die genaue Erfahrung wird sich von Mensch zu Mensch unterscheiden. Unterschiedliche Antennenformen bringen die sich zwischen Himmel und Erde bewegende Energie in unterschiedliche Schwingungen.

Von alters her werden bestimmte Regionen überall auf der Welt als Kraftplätze angesehen. Unsere Vorfahren entdeckten bestimmte Plätze, die ein spezielles Gefühl vermittelten und, wie der Name sagt, eine besondere Kraft hatten. Eine Reihe dieser Kraftplätze befindet sich über unterirdischen Wasseradern, andere sind auf Hügelkuppen, besonders auf solchen, die von flachem Land umgeben sind. Aufgrund ihrer Lage sind diese Plätze starke natürliche Antennen oder Vermittler zwischen Himmel und Erde.

Kirchtürme funktionieren wie starke Leiter und erzeugen größere Kraftfelder in der Kirche. Die hochgewölbten Decken in großen Kathedralen verstärken diesen Effekt, wie man beim Betreten einer solchen Kathedrale leicht feststellen kann.

Der Körper besteht aus unterschiedlich dichtem Gewebe. Die dichteren Gewebe sind stärkere energetische Leiter, und der dichteste Teil unserer Struktur ist das Skelett. Stell Dir ein Skelett vor. Sogar nach dem Tode eines Menschen bewahrt sein Skelett ein energetisches Feld. Wenn es nicht so wäre, würde es zerfallen. Es braucht Energie, um die Moleküle in der Form des Knochenbaus zu halten; die Kraftfelder jenes Individuums werden also in den Knochen erhalten. Wir können immer noch Zugang zu ihm bekommen, wenn wir ein Gefühl für die Spannungen und Verbindungen, die im Skelett zurückgeblieben sind, entwickeln.

Zentraler Energiefluß: Die stärksten energetischen Ströme fließen durch Schädel, Rückgrat, Becken und Beine, um schließlich in den Füßen geerdet zu werden. Dieser Teil unseres Knochensystems ist am stärksten geerdet und befindet sich am deutlichsten in der Senkrechten. Er ist Leiter für einen der Hauptströme, die uns mit der Natur verbinden. Dieser spinale Fluß ist der zentrale Energiefluß oder "universale Lebensfluß". In japanischen Heilungssystemen wird er Jin Shin Jitsu genannt.

Zweiter vertikaler Fluß: Ein zweiter Strom geht von der Oberseite der Schultern entlang der Wirbelsäule bis zum Becken, wo er sich mit dem universalen Lebensfluß verbindet.

Dritter vertikaler Fluß: Der dritte vertikale Fluß geht durch den Schultergürtel in die oberen Extremitäten. Er wird durch Bewegungen der Arme und Hände verstärkt.

Vertikaler Energiefluß

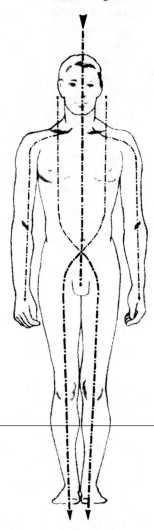

Innerer Energiefluß

Energie existiert nicht nur als Potential oder als vertikaler Fluß durch den Körper, sondern auch in einer Vielzahl von Strömen und Strömungen innerhalb des Körpers, die bestimmten Bahnen und Mustern folgen. Die in uns fließende Energie erlaubt es uns, als Individuum zu handeln. Sie besteht auf drei Ebenen.

Tiefe Ebene: Die Ströme auf der tiefsten dieser drei Ebenen fließen durch Knochen und Knochenmark. Durch sie werden die verschiedenen Knochen unseres Skeletts zu einer funktionierenden Einheit. Wenn wir gehen und uns bewegen, erzeugt die Bewegung eine ganze Reihe von Energiemustern im und um den Körper, die alle die Form einer Acht haben.

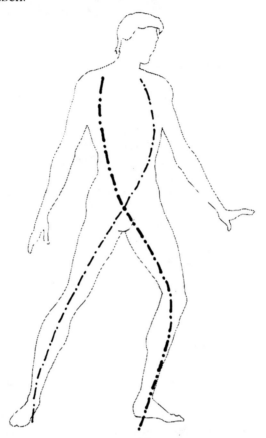

Der Energiefluß auf der tiefen Ebene hat Ähnlichkeit mit der Zahl Acht.

Theoretisch liegt der Schwerpunkt unseres Körpers im Becken, ungefähr fünf Zentimeter vor dem zweiten Kreuzbeinwirbel. Theoretisch deshalb, weil sich das Zentrum ständig verschiebt, während wir gehen oder uns bewegen.

Der theoretische Schwerpunkt des Körpers liegt ungefähr 5 cm vor dem zweiten Kreuzbeinsegment.

Bei einem Schritt mit dem linken Fuß entsteht ein Energievektor, der vom Fuß über das linke Bein, durch das Becken und den Schwerpunkt des Körpers zur rechten Schulter und dem rechten Arm geht. Verlagern wir das Gewicht auf den rechten Fuß, so entsteht ein Vektor im rechten Bein, durch Becken und Schwerpunkt zur linken Schulter und Arm. Beim Gehen erzeugt der ständige Wechsel von einem Fuß auf den andern zwei sich schräg überschneidende Kraftlinien, die sich in das Bild einer Acht übertragen lassen. Verstärkt wird dieser Effekt noch, wenn die Arme im Rhythmus des Gehens mitschwingen.

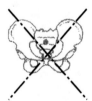

Sich schneidende Kraftfelder, wie sie beim Gehen entstehen.

Die Abbildung des energetischen Zustandes in einer Acht ist eine zweidimensionale Vereinfachung. Tatsächlich entstehen zusätzlich zu der Rechts-links-Ebene noch zwei andere Ebenen: Beim Wechsel von einem Fuß auf den anderen ergibt sich eine Folge von diagonal verlaufenden "Achten" und schließlich eine Ebene von hinten nach vorn durch die Gewichtsverlagerung vom Hacken zum Ballen bei jedem Schritt. Das Zentrum dieser Gewichtsverlagerungen von einer Seite auf die andere, von hinten nach vorn und in der Diagonalen ist jener sich dauernd ändernde Schwerpunkt innerhalb des Beckens. Überträgt man die Achten in ein dreidimensionales Modell, so ergibt sich die Form einer Eieruhr.

34

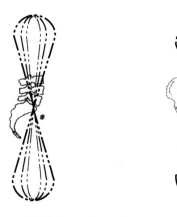

Beim Gehen werden unzählige „Achten" erzeugt.

Man nimmt an, daß die Energie im Ruhezustand einem festen Muster folgt: aufwärts im linken Bein, hin zur rechten Schulter und zum Arm, dann durch den linken Arm und die linke Schulter abwärts durch das rechte Bein. Die Überschneidung der Energielinien im Schwerpunkt bleibt erhalten.

Mittlere Ebene: Die mittleren Energieschichten finden sich im weicheren organischen Gewebe, wie den Muskeln, den Nerven, dem Blut und den inneren Organen. Dies ist die primäre Schicht in der Physiologie der energetischen Abläufe. Sie steuert "den energetischen Körper". Ihre Verbindung zu Ernährung und Verdauung, zu Emotionen sowie auch zu mentalen und spirituellen Bedürfnissen eines Menschen ist enger als der tiefere Energiefluß auf der Knochenebene. Viele Kulturen haben detaillierte Beschreibungen dieser Energieebene entwickelt.

Eine der vollständigsten und detailliertesten Beschreibungen findet sich in der Akupunktur und der traditionellen chinesischen Medizin. Sie ist ein komplexes, über Jahrhunderte klinischer Praxis getestetes Heilungssystem. Umfassende Darstellungen der Akupunktur mit ihren Meridianen und Gefäßen sind inzwischen erhältlich und sprengen den Rahmen dieses Buches; für das Verständnis unseres Energiemodells will ich trotzdem einige Grundlagen darstellen.

In der traditionellen chinesischen Medizin geht man davon aus, daß Energie sich in Bahnen bewegt, die Meridiane genannt werden.

Die Meridiane (Vorderansicht)

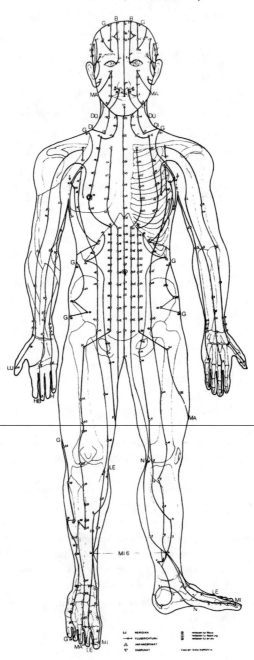

Die Meridiane (Rückansicht)

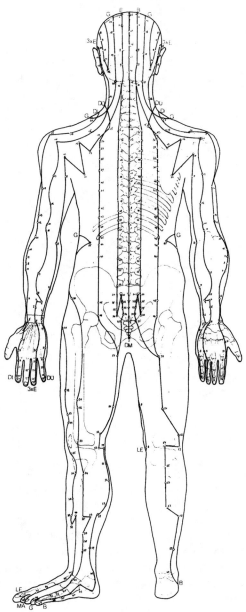

Abgedruckt mit freundlicher Genehmigung des Plejaden Verlages

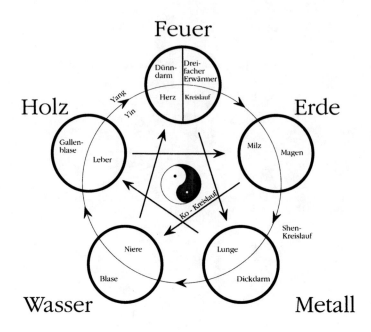

Die fünf Elemente

Zeigt die Elemente, die zwölf Meridiane mit den zugehörigen Organen
(Yin und Yang) sowie die beiden großen Energiekreisläufe
Shen (schöpferisch) und Ko (steuernd)

Die Hauptmeridiane bestehen aus zwölf symmetrisch verlaufenden
Bahnen und zwei "Gefäßen" (nicht Blutgefäßen). Die Energie bewegt
sich ständig durch diese Meridiane und braucht 24 Stunden für einen
vollen Zyklus. Die zwölf Meridiane sind entweder Yin oder Yang und
werden bestimmten Organen zugeordnet, die ihrerseits mit den fünf
Elementen assoziiert werden.

Die fünf Elemente in der traditionellen chinesischen Medizin sind
Metall, Wasser, Holz, Feuer und Erde. Die Elemente repräsentieren die
grundlegenden Bestandteile der Natur, und jedes hat eine Reihe von
korrespondierenden Elementen, die seine Beziehung zu den Organen
festigt.Über diese speziellen Verbindungen hinaus werden grundlegende Prinzipien der Energiemanifestation im Körper und in der Natur
durch die Wechselbeziehung der fünf Elemente untereinander beschrieben. Wesentlich sind hierbei die beiden Kreisläufe Shen und Ko;
der eine ist schöpferisch und nährend, der andere lenkend und kon-
trollierend (s. Abbildung "Die fünf Elemente").

Entsprechungen der fünf Elemente

	METALL	WASSER	HOLZ	FEUER	ERDE
Organ (Zang/Yin)	Lunge	Niere	Leber	Herz	Milz
Organ (Fu/Yang)	Dickdarm	Blase	Gallen-blase	Dünndarm	Magen
Sinnes-organ	Nase	Ohren	Augen	Zunge	Mund
Sinn	riechen	hören	sehen	sprechen	schmecken
Gewebe	Haut, Körperbe-haarung	Knochen, Kopfhaar	Sehnen und Bänder	Blutgefäße	Muskeln, Lippen
Farbe	weiß	blau, schwarz	grün	rot	gelb
Gefühl	Kummer	Angst	Ärger	Freude	Mitgefühl
Klang	weinen	ächzen	schreien	lachen	singen
Geschmack	scharf	salzig	sauer	bitter	süß
Geruch	verrottet	faulig	ranzig	verbrannt	duftend
Jahreszeit	Herbst	Winter	Frühjahr	Sommer	Spätsommer
vorherr-schendes Klima	Trockenheit	Kälte	Wind	Hitze	Feuchtigkeit
Wachstum u. Entwicklung	ernten	lagern	keimen	wachsen	verwandeln
Richtung	Westen	Norden	Osten	Süden	Zentrum
Elementare Beziehungen					
ernährt	Wasser	Holz	Feuer	Erde	Metall
steuert	Holz	Feuer	Erde	Metall	Wasser
wird gesteuert von	Feuer	Erde	Metall	Wasser	Holz

Die "verborgene Anatomie" der Energie im Körper wird seit Tausenden von Jahren untersucht und sowohl in alten wie auch neuen Texten über Akupunktur detailliert beschrieben. Die Akupunkturpunkte liegen entlang den Meridianen und Gefäßen und fühlen sich anders an als das umliegende Gewebe, so daß man sie ertasten kann. Mit der Einführung elektrischer Meßgeräte wurde es möglich, bestimmte Punkte im Körper zu finden, die einen besonders niedrigen elektrischen Widerstand haben. Es sind dieselben Punkte, die in der Akupunktur beschrieben werden. Damit gibt es ein "wissenschaftliches Verfahren", das das Akupunkturmodell der energetischen Anatomie bestätigt.

Obere Ebene: Ebenso wie von der mittleren Energieschicht hat die traditionelle chinesische Medizin ein klares und detailliertes Bild von der Anatomie der äußeren Schicht. Diese wird "wei chi" genannt; sie ist eine gröbere und dichtere Energieform, die sich als undifferenzierte Schicht unterhalb der Haut befindet. Sie wirkt als Isolation oder Schutz, schirmt uns gegen Einflüsse von außen ab und stellt sozusagen unsere erste Verteidigungslinie gegen klimatischen Wechsel, Feuchtigkeit und äußere Schwingungen dar. "Wei chi" beeinflußt die Schweißdrüsen und die Energie im Unterhautgewebe.

Sie folgt bestimmten Kreisläufen im Körper und ist mit der mittleren Schicht verbunden. Wenn "wei chi" zu schwach ist, kann schädliche Energie die schützende Schicht durchdringen, über das Muskelgewebe in die Bahnen der Hauptmeridiane gelangen und, wenn sie nicht aufgehalten wird, zu den inneren Organen vordringen.

Weitere Aspekte des Energieflusses

Unser schneller Stoffwechsel, unser aktives Nervensystem und unsere ständige Bewegung durch uns umgebende energetische Felder machen uns sozusagen zu Hochleistungstrafos. Im Vergleich zu anderen aufrechten Objekten mit ähnlicher Masse und Gewicht ist die Menge der uns durchströmenden Energie grundsätzlich größer.

Wenn jemand nun noch ausdrücklich Energie verströmt (z. B. beim Sprechen vor einem größeren Auditorium oder bei bestimmten Meditations- oder Bewegungspraktiken) nehmen die vertikalen Ströme, die durch die Blitzableiterfunktion des Körpers gebildet werden, die Form von Trichtern über Kopf und Schultern an. Diese Trichter sind vergleichbar mit den Trichtern oder Strudeln, die sich an einem Wasserablauf bilden.

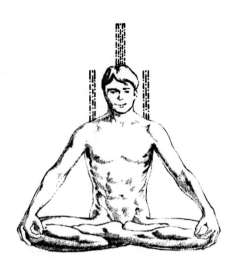

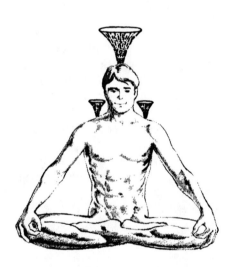

Bei starkem Energiefluß entstehende Trichter oder Strudel.

Die vertikalen Ströme haben einen reinigenden Effekt auf das innere Energiesystem. Auf ihrem Weg durch den Körper überlagern sie sich mit schon vorhandenen Strömungen und Schwingungen und repräsentieren beim Verlassen unserer physikalischen Strukturen eine vielfältige Mischung unserer inneren und äußeren Umgebung. Das ist eine Erklärung dafür, daß beim Meditieren der Körper so klar und wohlgeordnet ist, obwohl ihm gar keine direkte Aufmerksamkeit gewidmet wird. Eine andere Folge dieser Vermischung ist, daß die austretenden Schwingungen harmonischer oder disharmonischer sein können als die eintretenden, je nachdem wie klar jemand innerlich ist. Menschen, die sich ihres physischen Körpers gewahr sind und den Hintergrundlärm des Energiekörpers gedämpft haben, übermitteln ein klareres Energiefeld.

Gedankenübertragung

Gedanken an sich sind Schwingungen. Wenn man davon ausgeht, daß sie sich in der Umgebung ausbreiten, kann man mit gutem Grund annehmen, daß jemand anders sie empfangen und darauf reagieren kann. Ein gutes Beispiel für diese sich mischende Energie ist das, was zwischen einem guten Lehrer oder Vortragenden und seinem angeregten Publikum abläuft. Die Schwingungen im Raum enthalten Gedanken und Einstellungen, sowohl des Publikums wie des Sprechers. Wenn ein Sprecher seine Zuhörer "antörnt", so verstärkt sich sein vertikaler Energiefluß. Wenn nun mehr Schwingungen aus dem Raum durch ihn hindurchgehen, entsteht eine Resonanz mit den Gedankenwellen der Zuhörer und er oder sie fängt vielleicht an, direkt auf unausgesprochene Gedanken oder Fragen zu antworten. In kleinen Gruppen kann man das ausprobieren, indem man sich auf eine Frage konzentriert, die abseits des Themas liegt, um zu sehen, ob der Redner auf diesen Punkt eingeht. Ich habe das verschiedene Male ausprobiert und bin sicher, daß der Vortragende auf meine Gedanken reagiert.

Energie in menschlicher Kommunikation

Die Schwingungen unserer Aura wirken auf andere Menschen durch das Prinzip der Resonanz. Wenn wir eine Stimmgabel anschlagen und sie in die Nähe anderer Stimmgabeln gleicher oder resonanter

Stimmung bringen, beginnen auch diese zu schwingen. Dasselbe Phänomen läßt sich bei Uhren beobachten: Stellt man mehrere alte Uhren in einen Raum, so synchronisiert sich nach einiger Zeit das Schwingen der Pendel. Ein Beispiel aus dem menschlichen Bereich stellt die Annäherung der Monatszyklen von Frauen, die zusammen leben, dar.

Wenn Menschen sich begegnen, reagieren ihre Energiefelder miteinander. So entsteht ein intensives Gefühl von "Verbundensein", wenn die inneren energetischen "Stimmgabeln" zweier Menschen auf derselben Wellenlänge schwingen. Manchmal passiert das erst nach mehreren Begegnungen. Die Resonanz wird erleichtert, wenn man gemeinsame Erfahrungen oder physischen Kontakt hat. Händeschütteln, Umarmen oder andere Begrüßungsrituale sind Möglichkeiten, die Spannung zu vermindern und Resonanz zwischen den beiden Feldern in "Gang" zu bringen. Mit Spannung ist hier nicht Spannung im Sinne von Streß gemeint, sondern die Spannung zwischen zwei Kräften, die auf Synchronisation oder Harmonie drängt, wie zum Beispiel zwischen den einzelnen Tönen eines musikalischen Akkordes.

Synchronisation der Energiefelder ist dabei nur eine Möglichkeit. Eine andere ist das Zusammenziehen des Feldes oder die Verstärkung seiner Dichte, um sich abzugrenzen. Viele Arten der Reaktion sind möglich, je nachdem in welcher Situation sich die beiden Menschen befinden.

Für Lerngruppen habe ich herausgefunden, daß die Vermittlung und Aufnahme von Informationen enorm gesteigert wird, wenn jede Sitzung mit einem Resonanzkreis beginnt (Die Teilnehmer stehen im Kreis und halten sich an den Händen). Freunde von mir, die in einer lokalen Schulbehörde arbeiten, haben das ausprobiert und vor jeder Besprechung einen Energiekreis gebildet. Sie haben gemerkt, daß Qualität und Quantität ihrer Arbeit signifikant besser wurden.

Kommunikation wird grundsätzlich verbessert, wenn das Energiefeld des Hörers sich auf die Worte des Sprechers einschwingt. Der Sprecher hat dann das Gefühl, wirklich gehört zu werden. Wir kennen alle die Situation, mit jemandem zu sprechen und dabei das Gefühl zu haben, nicht gehört zu werden - im Unterschied zum Nicht-verstanden-werden. Es ist, als wenn das, was wir sagen, überhaupt keine Bedeutung hätte oder auf eine leere Wand träfe, sogar wenn der Zuhörer auf die Mitteilung reagiert. Es entsteht ein Gefühl der Vollständigkeit, wenn die Schwingungen sich synchronisieren, ein

Gefühl des Abgetrenntseins, wenn sie nicht existieren oder disharmonisch sind. Die beste Kommunikation hat ihren Anfang darin, daß wir auf einen anderen Menschen energetisch reagieren.

Je offener wir jedoch werden und mit anderen mitschwingen, um so wichtiger wird unsere eigene Klarheit und Zentriertheit. Wenn unsere eigenen Schwingungen unklar oder schlecht zentriert sind, passiert es leicht, daß wir uns auf jemand anderes Dissonanzen einstimmen.

Bewußte Aufnahme von Schwingungen

Manche Heiler lassen ihre eigene Aura bewußt die Aura ihrer Klienten simulieren, indem sie deren Schwingungen in ihr eigenes inneres Energiesystem aufnehmen, um dann die so erfahrenen Schwingungen zu beschreiben. Eine andere Methode besteht darin, die Schwingung zu einem Teil des vertikalen Energieflusses werden zu lassen, um so die Situation des Klienten zu "erkennen", ohne die Schwingungen selbst zu "erfahren".

Unbewußte Aufnahme von Schwingungen

Eine Zeitlang machte ich in meiner Arbeit die Erfahrung, daß ich nur in den Behandlungsraum zu kommen brauchte und mir der Körper genau da weh tat, wo der Patient Schmerzen hatte, ohne daß ich ihn überhaupt kannte. Obwohl ich das als Bestätigung für meinen Glauben an Resonanz und Schwingungsübertragung nahm, wurde doch sehr schnell deutlich, daß man auf die Art keine gut besuchte medizinische Praxis führen kann.

Energiepuffer

Es gibt eine Reihe von Möglichkeiten, die Aufnahme von Energie oder energetischer Resonanz zu verringern. Grundvoraussetzung, um eine solche Dynamik zu verändern, ist zunächst einmal die Erkenntnis, daß wir auf eine Schwingung reagieren und daß wir sie bewußt dämpfen oder uns davon abkoppeln können. Da wir wissen, daß Gedanken die Energie beeinflussen, können wir visualisieren, daß unser energetisches Feld seine Dichte verändert und so zu einer festen Isolierung wird, die uns gegen das Feld eines anderen abschirmt.

Brugh Joy lehrt in seinen Seminaren, wie man, ähnlich einer Raupe, die sich zum Schmetterling verpuppt, einen imaginären Kokon um sich herum erzeugen kann. Einen solchen Energiekokon können wir erzeugen, indem wir uns vorstellen, von weißem Licht umgeben zu sein oder von einer harmonischen Schwingung, die genau die richtige Dichte hat, um hilfreiche, fördernde und harmonische Schwingungen hineinzulassen und gleichzeitig disharmonische oder schädliche Schwingungen fernzuhalten.

Wir können außerdem die Dichte des Kokons intuitiv so bestimmen, daß wir nur jene Schwingungen aussenden, von denen wir es wollen, und andere zurückhalten. Mit einiger Übung erfordert dieses genaue Einstellen der Dichte nur wenige Momente; jeden Morgen durchgeführt, ist sie eine gute Hilfe, uns den Tag über vor disharmonischen Einflüssen zu schützen.

Manchmal braucht man stärkere Dämpfer. Wir können uns eine massive Wand von Energie vor uns vorstellen. Oder wir können unsere Aura zusammenziehen, indem wir unser Verhalten ändern und eher distanziert und intellektuell statt gefühlsmäßig und emphatisch reagieren. Wenn wir schon damit begonnen haben, uns Schmerz oder Gefühle einer anderen Person "einzuverleiben", können wir uns durch bestimmte Gedanken wieder davon abkoppeln.

Gewöhnlich reicht es, an vier oder fünf offensichtliche Unterschiede zwischen uns und dem anderen zu denken. Das können Gedanken sein wie "Sie ist eine Frau, ich bin ein Mann", "Sie hat braune Haare, ich habe blonde", "Er ist Brillenträger, ich nicht" oder "Er trägt ein blaues Hemd, ich habe ein grünes". Jede Art der Unterscheidung fördert die energetische Distanz. Nach vier oder fünf solcher Unterscheidungen hört die unerwünschte Resonanz auf oder ist zumindest deutlich reduziert.

Eine andere Möglichkeit, die Aufnahme von Schwingungen herabzusetzen, ist die Errichtung einer *energetischen Schnittstelle* zur anderen Person. In der Körperarbeit kann eine solche Schnittstelle darin bestehen, daß wir sehr aufmerksam dafür sind, was wir an der Stelle des körperlichen Kontakts fühlen oder wahrnehmen. Die gedankliche Fokussierung darauf, was zwischen unseren Fingern, Ellbogen oder anderen Berührungspunkten mit dem anderen passiert, erzeugt automatisch eine energetische Schnittstelle.

Bleibende Spuren von Energie

Wenn wir das Vorhandensein von Schwingung und ihren Bewegungs-
gesetzen akzeptieren, gibt es für die "Aufladung von Gegenständen
oder Talismanen" eine genauere Interpretation, die über den mentalen Prozeß der Aufladung hinausgeht. Wenn von einem Menschen
Schwingungen ausgehen, existieren sie in der umgebenden Atmosphäre und können auf Gegenständen Eindrücke hinterlassen. Je
stärker und klarer die ausgestrahlten Felder sind, desto mehr Übertragung und demzufolge Prägung kann es geben. Es ist sogar denkbar,
daß allgemein anerkannte Meisterwerke der bildenden Kunst während ihrer Entstehung von den Schwingungen des Künstlers geprägt
wurden und jetzt immer noch von einem Feld umgeben sind, auf das
der Betrachter reagiert.

Zusammenfassung des Energiemodells

Die moderne Wissenschaft lehrt uns, daß Energie sowohl als Teilchen
wie als Welle vorkommen kann. Auf den menschlichen Körper übertragen, entspricht das Teilchen dem physischen Körper und die Welle
den Schwingungsfeldern und Strömungen. Die Summe aller Schwingungen im Körper bildet den "Energiekörper" oder "subtilen Körper".
Das undifferenzierte Schwingungsfeld durchdringt den physischen
Körper, reagiert auf Gedanken und Emotionen und erstreckt sich als
Aura über die Grenzen des physischen Körpers hinaus. Ähnlich den
Strömungen im Meer wird diese diffuse Schwingung von Kräften
innerhalb und außerhalb des Körpers in bestimmte Strömungen und
Strukturen gebracht, die uns einerseits mit der Ganzheit der uns
umgebenden Natur verbinden und andererseits zu einem funktions-
fähigen Individuum machen.

Die Ströme, die durch uns fließen und uns mit der äußeren Umgebung verbinden, verlaufen hauptsächlich vertikal und bewegen sich
nach dem Prinzip des Blitzableiters. Der stärkste dieser Ströme geht
durch das Knochensystem. Die Ströme, die in uns fließen und mit
unserem Sein als Individuum zu tun haben, bilden drei Ebenen. Die
tiefste geht ebenfalls durch das Knochensystem und bildet dabei die
Form einer Acht oder eines Stundenglases. Sie wird durch Gehen oder
körperliche Aktivität betont. Die mittlere Ebene im weichen Gewebe
wird von der traditionellen chinesischen Medizin beschrieben. Die

Energiebahnen dieser Ebene folgen meist größeren Nervensträngen, Muskelfaszien und den Oberflächen der Bänder. Sie werden durch Bewegungen im Muskel- und Bindegewebe angeregt. Unsere physiologischen, geistigen, gefühlsmäßigen und spirituellen Funktionen hängen eng mit dieser mittleren Energieebene zusammen. Die obere Ebene, "wei chi", besteht aus ungerichteter Energie, die direkt unter der Haut zirkuliert. Sie wird von Bewegungen im Unterhautgewebe beeinflußt und hat die Aufgabe einer schützenden Isolation.

Im folgenden Kapitel werden wir einen Teil dieses Energiemodells (den vertikalen Hauptstrom) vom Blickpunkt der Yoga-Philosophie beleuchten. Wir werden uns außerdem mit der Wechselwirkung von Teilchen und Welle als Ausdruck des Ganzen beschäftigen.

[1] Samuel Hahnemann, 1755 - 1843, deutscher Arzt, Begründer der Homöopathie; Friedrich Mesmer, 1733 - 1815, deutscher Arzt, postulierte eine magnetische Kraft ("animalischer Magnetismus"), Mitbegründer der Hypnose (Mesmerismus); Charles W. Leadbeater, 1847 - 1934, Vizerektor der Church of England, Yogaschüler, Autor von ungefähr 30 Büchern, u. a. "Die Chakras" (1927); Wilhelm Reich, Dr. med., 1897 - 1957, ein Freud-Schüler, Entdecker der Orgonenergie.

[2] Gemeint sind hier die in den USA wachsenden Mammutbäume (redwood pine). (A.d.Ü.)

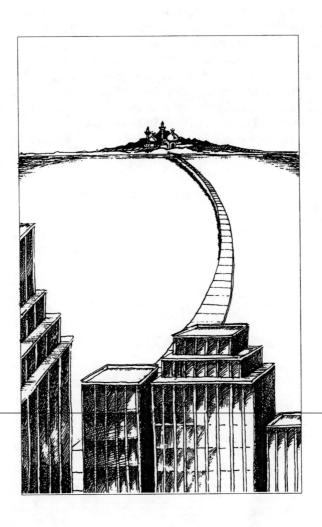

2. Kapitel

BRÜCKEN ZWISCHEN DEM YOGA DES OSTENS UND DER MEDIZINISCHEN ANATOMIE DES WESTENS

„Technologische Entdeckungen der Gegenwart bringen uns dazu, alte Energiekonzepte neu zu befragen".

Als ich eines Tages in einem Zero Balancing-Kurs die Anatomie des Skeletts besprach und dabei besonders die Krümmungen der Wirbelsäule betonte, hatte ich plötzlich die Idee, daß der Energiefluß entlang der Wirbelsäule an den großen Krümmungen Strudel erzeugen könnte. Als ich mir vorstellte, wie diese Strudel am Skelett aussehen könnten, fiel mir das Bild eines meditierenden Yogis mit der Darstellung der Chakras ein, und ich wußte instinktiv, daß diese Chakras Wirklichkeit waren. Sie waren nicht einfach abstrakte Symbole eines alten religiösen Systems, sondern gehorchten den Naturgesetzen und entsprachen tatsächlich der Struktur des menschlichen Skeletts.

In der Yogaphilosophie des Ostens werden sieben große Energiezentren oder Chakras entlang des Rückgrats beschrieben. In Sanskrit heißt Chakra wörtlich Rad, und die alten Yogatexte besagen, daß diese Räder Zentren von Energie im Körper sind. Manche Yogis sprechen von diesen Zentren nur als Metaphern, als einer bildlichen Darstellung der meditativen Erfahrung eines Menschen. Andere, wie Gopi Krishna, meinen, daß sie tatsächlich mit der individuellen Entwicklung eines Menschen verbunden sind. Bis zum damaligen Zeitpunkt hatte ich keinen Beweis für die tatsächliche Existenz der Energiezentren, aber diese plötzliche Einsicht beseitigte alle Zweifel für mich. Spätere Erfahrungen bestärkten mich darin, als ich nämlich während des Meditierens Wärme und Prickeln in meinem Rückgrat wahrnahm und noch später, als ich lernte, Energiefelder mit meinen Händen wahrzunehmen.

Ich erinnere mich noch sehr gut an das befreiende Gefühl, als ich dieses Teilchen in das Energiepuzzle einfügte. Die bis dahin theoretischen und abstrakten Ideen und Vorstellungen über die Chakras wurden für mich Realität, als ich sah, daß sie zu meinen Kenntnissen der westlichen Medizin paßten. Diese energetischen Wirbel fielen mit den Biegungen des Skeletts zusammen. Plötzlich schienen nicht nur die jahrhundertealten meditativen Einsichten der Yogis durch die Form des physischen Körpers bestätigt zu werden, sondern es schien auch möglich, aus meinen Kenntnissen des Knochenbaus und dem generellen Verhalten von Energie bestimmte Schlußfolgerungen über die Beziehungen zwischen der physischen Anatomie des menschlichen Körpers und der energetischen Natur der Chakras zu ziehen.

Die sieben Chakras

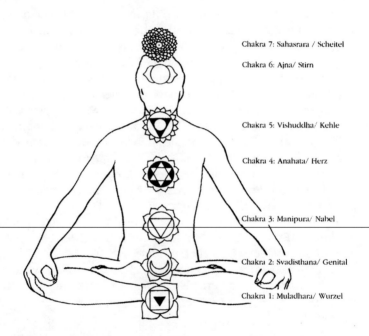

Chakra 7: Sahasrara / Scheitel

Chakra 6: Ajna/ Stirn

Chakra 5: Vishuddha/ Kehle

Chakra 4: Anahata/ Herz

Chakra 3: Manipura/ Nabel

Chakra 2: Svadisthana/ Genital

Chakra 1: Muladhara/ Wurzel

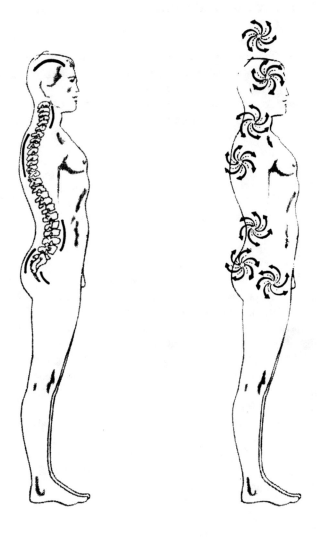

Die energetischen Wirbel der Chakras folgen den Krümmungen von Schädel und Skelett.

51

Wirbelsäule und Chakraenergie

Es ist nicht leicht, Energiebahnen und Chakras mit modernen wissenschaftlichen Methoden nachzuweisen. Dennoch gibt es viele Parallelen zwischen alten Beobachtungen, wie sich Energie im Körper verhält, und physikalischen Gesetzen über Energiebewegung in der Natur. Um sich das Prinzip der Energiebewegung und der Entstehung der Chakras im Körper vorzustellen, ist die Analogie mit einem Fluß hilfreich. In einer Flußbiegung entsteht an der Außenseite bei ausreichender Geschwindigkeit und Wassermenge ein Kraftfeld, das an dieser Stelle Strudel im Wasser erzeugt.

Im ersten Kapitel habe ich den vertikalen Energiefluß durch Kopf, Wirbelsäule, Becken, Beine und Füße beschrieben. Die Wirbelsäule wirkt dabei wie ein Blitzableiter oder eine Antenne, von der die Energie gebündelt wird. Dabei folgt sie in ihrer Bewegung den Krümmungen der Wirbelsäule. In der Analogie entspricht nun die abwärts fließende Energie den Strömungen im Wasser des Flusses, die Krümmungen der Wirbelsäule entsprechen denen des Flußbetts und die Wirbel der Chakraenergie den einem Strudel ähnlichen Bewegungen des Wassers an diesen Biegungen.

Die Energie wird nicht allein durch die Krümmungen der Wirbelsäule beeinflußt, sondern es liegt auf der Hand, daß auch Größe und Masse der Wirbel, Stärke der Wirbelsäulenkrümmung sowie die Form von Brustkorb und Becken eine Rolle spielen. Das energetische Feld eines Körpers steht nämlich in Beziehung zu dessen Masse und Dichte. Ein Objekt größerer Dichte kann entsprechend größere und stärkere Energiefelder unterstützen. Grundsätzlich werden nun die Wirbel von oben nach unten immer größer. Von den fein gegliederten ersten beiden Halswirbeln bis zum recht massiven Kreuzbein ist jedes einzelne Segment größer als das vorhergehende, mit Ausnahme der vier kleinen Knochen, aus denen das Steißbein besteht, unterhalb des Kreuzbeines.

Steißbein und erstes Chakra

Wenn die abwärts fließende Energie den Bogen des Steißbeins erreicht, wird sowohl die physikalische Masse der Knochen wie auch der Krümmungswinkel der Wirbelsäule abrupt kleiner, was zu einer Ausdehnung des Energiestrudels führt. Die Energie des ersten Chakras

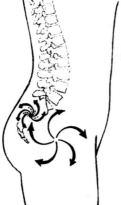

Das erste Chakra dehnt sich in den Beckenraum aus und überlagert sich teilweise mit dem zweiten Chakra.

verteilt sich zu einem feinen, netzartigen Feld, das die Beckenhöhle ausfüllt und teilweise das zweite Chakra überlagert. Diese lose gebundene Energie des ersten Chakras geht durch Becken und Beine in den Boden, um so das Erden unserer "Körperantenne" zu vervollständigen.

Das Steißbein spielt eine wichtige Rolle bei der Überwindung der großen Distanz vom Becken bis zur Erde und somit beim Erden der Energie vom ersten Chakra. Die Reduzierung von Knochenmasse und Krümmungswinkel am Steißbein funktioniert wie ein energetisches Überdruckventil, das es dem Energiewirbel ermöglicht, sich auszubreiten, an Dichte zu verlieren und weniger stark gebunden zu sein. Die Energie kann dadurch leichter auf Becken und Beine und schließlich in den Boden überspringen.

Schwerpunkt: Der Schwerpunkt des Körpers ist ein theoretischer Punkt, ungefähr fünf Zentimeter vor dem zweiten Kreuzbeinwirbel. Ich beschreibe die anatomische Lage des Schwerpunkts auf das Kreuzbein bezogen, obwohl er energetisch eng mit dem Zentrum des ersten ausgedehnten Chakras zusammenhängt. Weil unser Schwerpunkt so hoch über dem Boden liegt, sind wir sehr beweglich. Auf der anderen Seite sind wir aus demselben Grund von Natur aus unstabil, besonders im Stehen. Je stärker unsere Energie im Boden geerdet ist, desto stabiler sind wir auf allen Ebenen. Dieses Erden wird durch den energetischen Druckverminderungseffekt der feinen Steißbeinkno-chen erleichtert. Wenn das erste Chakra in einer schweren Knochen-masse verankert wäre, so, wie das zweite Chakra im Kreuzbein verankert ist, wäre es viel schwieriger, das Kraftfeld zu überwinden. Unsere energetische Verbindung zum Boden wäre über die große Distanz unsicherer und würde zu größerer Instabilität führen.

Die ausgedehnte Energie des ersten Chakras überlappt teilweise das stark gebündelte zweite Chakra. Durch dieses Phänomen werden Beobachtungen über die Natur des Chakrasystems gestützt. Motoya-ma zeigt in seinem Text "Theories of the Chakras", daß es einen wechselseitigen Energiefluß zwischen dem ersten und zweiten Chakra gibt und daß die Energie erst dann konstant aufwärts fließen kann, wenn das dritte Chakra aktiviert wird. In einem gewissen Ausmaß beeinflußt jedes Chakra seine Nachbarn, weil sich in der Ausdehnung die Grenzen berühren und auch überlagern. Wegen der spezifischen Beziehungen im Knochenbau zwischen Steißbein und Kreuzbein sehen wir jedoch die einschneidendste Überlagerung von Energiefel-dern zwischen dem ersten und dem zweiten Chakra.

Kreuzbein und zweites Chakra

Das zweite Chakra ist im Gegensatz zum ersten fest im Kreuzbein, also dem stärksten Knochen der Wirbelsäule, verankert. (Das Kreuzbein besteht eigentlich aus fünf Wirbeln, die aber zu einem einzigen großen Knochen verwachsen sind.) Diese Verankerung trägt zusätzlich zur starken Krümmung des Kreuzbeins funktionell dazu bei, daß das zweite Chakra das mit der am dichtesten konzentrierten Energie ist. Die Intensität und Kraft dieses Wirbels spiegelt sich in der Kraft der Sexualität. Im Kundalini-Yoga läßt man die Energie dieses Chakras entlang der Wirbelsäule emporsteigen, wobei die Aktivität der darüber liegenden Energiezentren von dieser Energie beeinflußt wird.

Lendenwirbel und drittes Chakra

Das dritte Chakra wird vom Bogen der Lendenwirbelsäule, der aus fünf kräftigen Wirbeln besteht, unterstützt. Das Zentrum ihrer Krümmung liegt genau gegenüber dem Nabel, der ursprünglichen Quelle unserer Energie im pränatalen Stadium unserer Entwicklung. Das dritte Chakra hat einen besonderen Bezug zu unserer persönlichen Kraft und Energiekontrolle. Von den vier tragenden Krümmungen der Wirbelsäule werden Lenden- und Halswirbelsäule im Unterschied zu Kreuzbein und Brustbereich nicht von zusätzlichen Knochen unterstützt, die ihnen einen Teil der Last abnehmen. Diese "frei tragenden" Teile der Wirbelsäule haben einen Bezug zu persönlicher Initiative, die mit dem Lenden- und Halschakra verbunden ist, nämlich Durchsetzungskraft bzw. Kreativität.

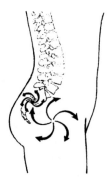

Das dritte Chakra steht in Beziehung zum Nabel.

Brustwirbel und viertes Chakra

Das Herzchakra, unser viertes Energiezentrum, ist mit der leicht gekrümmten Brustwirbelsäule verbunden. Diese sanfte Krümmung macht es möglich, daß sich das Energiefeld hier mehr ausbreitet als im zweiten und dritten Chakra. Die auf Ausdehnung drängende Natur dieser Region wird außerdem durch die knochige Struktur des Brustkorbs und ihren "Zug" auf die Energie verstärkt; eine ähnliche Energieausdehnung findet sich im Becken und im Schädel.

Das lose gebündelte vierte Chakra ist mit Brustbein, Schultern und oberen Extremitäten verbunden. Dies spiegelt sich im Yoga in verschiedenen Asanas, die die Energie der Arme und Hände mit dem Herzchakra verbinden.

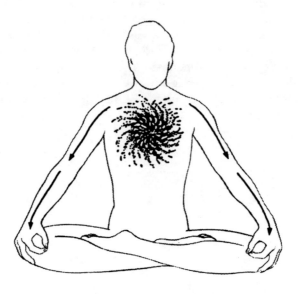

Das vierte Chakra dehnt sich wegen des umgebenden Brustkorbs weiter aus und steht in Beziehung zu den oberen Extremitäten.

Halswirbel und fünftes Chakra

Das fünfte Chakra im Nacken wird von den feingliedrigen Halswirbeln unterstützt, dem beweglichsten Teil des Rückgrats. Es hat mit den Bereichen Kommunikation und Schöpferkraft zu tun.

Stirn und sechstes Chakra

Das sechste Chakra, unser "drittes Auge", ist mit der Stirn verbunden und wird mit der Fähigkeit zur Intuition assoziiert. Der Schädel unterstützt (ähnlich wie Becken und Brustkorb) die Ausdehnung dieses Zentrums. Manche Yogis arbeiten mit diesem Chakra, indem sie ihre Aufmerksamkeit auf die Rückseite des Schädels konzentrieren und "durch" das Chakra und die Stirn nach außen blicken, ungefähr so, wie wir "durch" unsere Augen aus unseren Köpfen blicken.

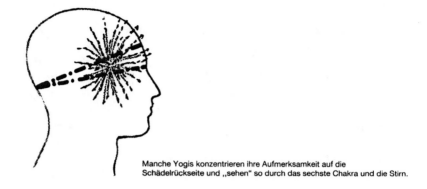

Manche Yogis konzentrieren ihre Aufmerksamkeit auf die Schädelrückseite und „sehen" so durch das sechste Chakra und die Stirn.

Schädeldecke und siebtes Chakra

Das siebte Chakra ist mit der Schädeldecke, als der Stelle unseres Körpers, an der wir den ersten Kontakt zu den Strömen der universellen Lebensenergie haben, verbunden.

Chakraenergie - Brücke zwischen physikalischen und spirituellen Anschauungen

Bei den Hindus verbindet sich die Theorie von den Chakras mit dem östlichen Glauben an eine universale Seele, mit der die individuelle Seele eins werden kann. Um diese Vereinigung zu erreichen, muß man in der Lage sein, *Maya*, das Stadium der Illusion und Dualität zu überwinden. Im Yoga entspricht dies unserer alltäglichen Realität: eine Welt von Phänomenen, die an Raum und Zeit gebunden sind. Der Yogi kann nun einen Bewußtseinszustand entwickeln, in dem die Dualität aufgehoben ist und wo sich Zeit und Raum zu verbinden scheinen. Es gibt kein Subjekt und Objekt mehr, und "Sehen, Sehender und Gesehenes" fließen zusammen.

Im Yoga gibt es viele verschiedene Richtungen, denen aber bestimmte Grundsätze gemeinsam sind: Reinigung des physischen und mentalen Körpers, Konzentration der Gedanken und Atemkontrolle und Beruhigung des Geistes, um so das reine Bewußtsein zu erfahren, das jeder von uns in sich trägt.

Prana

Im Denken des Yoga steht das Konzept von Energie oder *Prana* im Mittelpunkt. Prana ist die allgegenwärtige, alles durchdringende, universelle Energie. Sie ist in jeder Art von Materie enthalten, ist dabei aber selbst nicht Materie; sie ist die Energie, die Materie belebt. Sie ist z. B. die Lebenskraft, die die materiellen Körper aller Lebewesen und Pflanzen belebt. Prana manifestiert sich in verschiedenen Formen, die von Wissenschaftlern oft als Manifestationen von Energie klassifiziert werden: Schwerkraft, Elektrizität, Körperbewegung, Gedanken, alle Formen von Nervenströmen. Prana ist in der Luft, aber sie ist nicht der Sauerstoff oder irgendein chemischer Bestandteil davon. Sie ist im Essen oder im Wasser, aber es sind nicht die Kalorien oder die Flüssigkeit.

Man kann lernen, diese Kraft auf verschiedenen Wegen zu beeinflussen. Ein Weg, bei dem es besonders um Atemkontrolle geht, wird *pranayama* genannt. Weitere Möglichkeiten sind das Üben bestimmter Körperhaltungen oder *Asanas*, geistige Konzentration, Meditation, innere Schau, Singen, Visualisieren oder Fasten. Mit dem zunehmenden Wissen um die Natur von Prana und der wachsenden Fähigkeit, sie in seinem Körper zu spüren, ergeben sich für den Yogi viele Möglichkeiten. Prana kann im Körper zurückgehalten und wieder freigegeben werden, sie kann von einem Menschen zum andern übertragen werden, und sie kann über große Entfernungen übermittelt werden. Verschiedene Yogis wurden von westlichen Wissenschaftlern untersucht: Sie haben dabei ihre Fähigkeit demonstriert, autonome Körperfunktionen zu beeinflussen, wie z. B. Puls, Blutdruck, Darmbewegung, Schmerzempfindung und sogar Wundheilung.[1]

Siddhis

Häufige "Nebenprodukte" der Entwicklung von willkürlicher Kontrolle über Prana und der Aktivierung der Chakras sind die als *Siddhis* bekannten paranormalen Fähigkeiten, wie Hellsehen, Telekinese und Psychokinese. Yogaaspiranten werden gewarnt, sich nicht von diesen Siddhi-Kräften ablenken zu lassen. Ziel des Yoga ist nicht, irgendwelche speziellen Fähigkeiten zu entwickeln, sondern vielmehr einen Zustand innerer Beherrschung zu erreichen, in dem man sich über die Welt der Phänomene und der Dualität in eine Welt der Einheit mit der universalen Seele erheben kann.

Der menschliche Körper in der Sicht des Yoga

Die Yogis betrachten den menschlichen Körper als eine aus drei verschiedenen Manifestationen bestehende Einheit, nicht unähnlich unserer westlichen Körper-Geist-Seele-Triade. Diese drei Unterteilungen oder "Körper" sind der physische, der mentale oder "subtile" und der spirituelle oder ursächliche Körper. Anders ausgedrückt besteht die Lebenskraft aus drei Teilen, der trägen Masse (physisch), der Energiebewegung (emotional - geistig) und der Intelligenz der Natur (ursächlich - kausal).

Physischer Körper - In diesem Bezugssystem ist der physische Körper selbst unbeseelt und ohne Vitalität und besteht aus Fleisch, Blut und Knochen.

Subtiler Körper - Der subtile Körper ist Träger der Lebenskraft. Er hat keine eigene Form, vielmehr werden Gestalt und Bewegung von Form und Aktivität des physischen Körpers bestimmt. Der subtile Körper ist instabiler als die dichte physische Form und paßt sich schnell den physischen, geistigen oder emotionalen Veränderungen im Zustand eines Menschen an. Er reagiert ebenso auf Wechsel in der äußeren Umgebung, wie Tages- und Jahreszeit, Mondphasen, plötzlichen Temperatur- und Luftdruckschwankungen. Veränderungen im subtilen Körper beeinflussen direkt den physischen Körper, allerdings langsamer als umgekehrt wegen der größeren Dichte des physischen Körpers.

Kausaler Körper - Der dritte Körper, der ursächliche oder spirituelle Körper, umfaßt die natürliche Intelligenz, universelle Weisheit und unmittelbares Wissen. Es ist diese Kraft, die uns mit dem Universum außerhalb unserer selbst verbindet.

Nadis - Im System des Yoga fließt die Energie im subtilen Körper durch Tausende von Kanälen veränderlicher Größe, die Nadis genannt werden. Diese Nadis sind miteinander verbundene Energiekanäle, die sich wie ein Netz durch den ganzen Körper ziehen. Ihr Ursprung liegt am Nabel, und viele folgen den Blutgefäßen oder Nervenbahnen des physischen Körpers.

Bei der Geburt ergibt sich mit der Abtrennung der Nabelschnur eine grundsätzliche dramatische Veränderung, denn die Quelle des pränatalen Lebens ist nun unterbrochen. Plötzlich müssen wir Sauerstoff aus der Luft, Nährstoffe aus dem Essen und Prana aus diesen beiden beziehen. Noch nach der Geburt bleibt der Nabel als Ausgangspunkt der Nadis ein kraftvolles Energiezentrum.

Sushumna - Unter den vielen Nadis des Körpers sind die drei bedeutendsten *Sushumna*, *Ida* und *Pingala*. Alle haben ihren Ursprung an der Basis der Wirbelsäule, in der Gegend des Steißbeins und Damms. Sushumna ist der sternförmige Tubus, der durch die Wirbelsäule selbst verläuft.

Ursprünglich ist das untere Ende von Sushumna geschlossen; an seiner Basis befindet sich ein großes Energiepotential. Die Yogis sagen, daß diese unangezapfte Energie eine in dreieinhalb Wicklungen aufgerollte schlafende Schlange ist, und nennen sie Kundalini (aufgerollt) oder Kraft der Schlange.

Ida und Pingala - Diese beiden Energiebahnen verlaufen auf den beiden Seiten der Wirbelsäule, Ida hat ihren Ursprung auf der linken und Pingala auf der rechten Seite. Die Energie von Ida wird als kühlend beschrieben, sie dämpft oder verlangsamt die Körperfunktionen und hat Verbindungen zu geistigen und psychischen Aktivitäten. Sie gilt als lunare Energie. Pingala entspricht ungefähr dem Gegenteil von Ida. Sie leitet Wärme, stimuliert die Organe, steuert die Aktivität von Prana und Eingeweiden und ist von ihrer Natur her feurig. Ihr Himmelskörper ist die Sonne.

Beide Nadis haben ihren Ursprung an der Basis des Rückgrats und verlaufen bis zum Kopf, gehen dort durch die Nase und enden zwischen den Augenbrauen. Der genaue Verlauf von Ida und Pingala wird in unterschiedlichen Yogatexten verschieden beschrieben: Die einen zeigen die Energiebahnen parallel zum Rückgrat, in anderen überkreuzen sie sich mehrmals in Punkten auf der Wirbelsäule, bis sie auf der Stirn enden.

Es gibt eine Beziehung zwischen dem "Gesetz des elastischen Stabes" aus der westlichen Medizin und den Energieströmen von Ida und Pingala. Das Prinzip des elastischen Stabes besagt, daß bei jeder Biegung eines Objekts, das schon quer zur Bewegungsrichtung gebogen ist, eine Drehung entlang der Achse auftritt. Wirkt umgekehrt auf ein gebogenes Objekt ein Drehmoment, so tritt eine seitliche Verwindung auf. Übertragen auf den Körper bedeutet das, daß durch die natürlichen Krümmungen der Wirbelsäule bei jeder seitlich beugenden Bewegung eine Drehung im Rückgrat auftritt; wenn wir das Rückgrat drehen, entsteht eine seitliche Beugung.

Beugen wir uns dagegen vorwärts oder rückwärts, so ist das keine Beugung gegen die Krümmungsebene der Wirbelsäule, und folgerichtig entsteht auch keine Drehung. Diese Bewegungen verlaufen nur in einer räumlichen Ebene.Entsprechend den physikalischen Gesetzen entstehen nun durch die Wechselwirkung zwischen seitlicher Beugung und Drehung, die ja beim Gehen und bei den meisten unserer Bewegungen ständig auftritt, zwei entlang der Wirbelsäule aufwärts verlaufende, sich überkreuzende Energielinien. Das entspricht nun jenen Beschreibungen von Ida und Pingala, die die beiden als verwobenes Muster darstellen. Im Ruhezustand dagegen oder bei reiner Vorwärts- oder Rückwärtsbeugung überkreuzen sich die Linien nicht, sondern verlaufen parallel zum Rückgrat, so wie es der andere

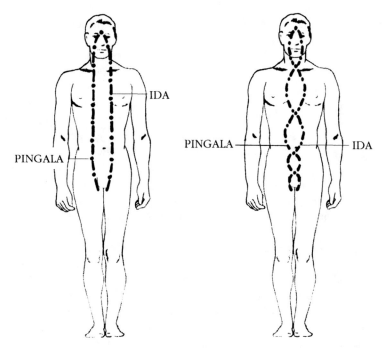

Körperliche Bewegung beeinflußt den Verlauf von Ida und Pingala

Teil der Yogaliteratur beschreibt. Vor diesem Hintergrund erscheinen beide Beschreibungen von Ida und Pingala korrekt; wie diese beiden Energiebahnen also genau zueinander verlaufen, hängt einfach von der momentanen Körperbewegung ab.

Die Körperenergie wecken

Die den Chakras eigene Bewegung wird durch Energieströme verursacht, die entlang der Wirbelsäule von oben nach unten verlaufen. Im Laufe der persönlichen Entwicklung entsteht von der Basis aufwärts ein umgekehrter Energiefluß, der die Bewegung der Chakras weiter aktiviert. Normalerweise ist das ein Prozeß, der ein Leben lang dauert. Im Laufe der Jahrhunderte wurden jedoch Techniken entwickelt, die diesen Prozeß der entgegengesetzten Bewegung und damit der persönlichen Entwicklung beschleunigen. Diese Entdeckungen bildeten oft den Rahmen der "geheimen Lehren" von mystischen Schulen, von weißer und schwarzer Magie, von Alchimie, Heilungsritualen und der Entwicklung paranormaler Fähigkeiten.

In der Philosophie des Yoga steht "die Erweckung der Kundalini" und das Öffnen von Sushumna am Anfang eines beschleunigten Erweckungsprozesses. Im Becken, an der Basis der Wirbelsäule, wird Energie (Shakti) gehalten, die oft als "Schlange" beschriebene und erfahrene Kundalini, die dort in dreieinhalb Wicklungen ruht. Wenn diese gehaltene Energie aktiviert und die Schlange geweckt wird, durchdringt sie Sushumna. Shakti steigt in der Wirbelsäule auf und aktiviert die Energiezentren, die Chakras. Der Yogi verwendet viel Zeit und Mühen darauf, die Energie nach oben zu bewegen, um so ein Chakra zu durchdringen.

Wenn die Kundalini ein Chakra erreicht, veranlaßt die gesteigerte Vitalität das Rad des Chakras dazu, sich schneller zu drehen, wodurch der Energiewirbel sich weiter vom Zentrum des Chakras ausbreitet und dabei alle physischen, psychischen und spirituellen Funktionen, die mit diesem Zentrum zusammenhängen, stimuliert. Diese Schwingungen breiten sich über den ganzen Körper aus. Die Wirkungen der erweckten Kundalini sind deshalb nicht auf die Energiezentren begrenzt, sondern werden im gesamten Sein eines Menschen manifest.

Die Kundalini kann auf verschiedene Arten angeregt werden. Es kann spontan geschehen, sie kann durch die Berührung oder den Einfluß eines anderen aktiviert werden, eines Lehrers oder Gurus (durch *shaktipat* oder spirituelle Erweckung) oder sie kann durch innere Übungen, wie Meditation, Konzentration oder Visualisation geweckt werden.

Eine spezielle Meditationstechnik ist, die polaren Kräfte von Ida und Pingala zu vereinen. Die Ströme von Ida und Pingala sind ausgewogene Kraftfelder auf den beiden Seiten der Wirbelsäule, die mit unterschiedlichen dualen Orientierungen im Körper oder im Geist verbunden sind. In dem Maße, in dem sie zu einer einzigen Kraft an der Basis der Wirbelsäule vereint werden können, wird die Kundalini aktiver und Sushumna öffnet sich.

Die Energie beginnt als ein Strom in diesen zentralen Kanal zu steigen, und die Weltsicht des Yogi fängt an, sich in fundamentaler Weise zu verändern. Erfahrungen von Dualität treten zurück hinter das Bewußtsein von Einheit. Wenn Sushumna erst einmal völlig geöffnet ist und alle sieben Chakras erreicht sind, dann, so sagt man, überwindet der Yogi die Welt der Phänomene, der Dualität, der Begrenzungen von Zeit und Raum, und sein Bewußtsein wird eins mit der Universalen Seele.

Das Chakramodell

Das in Kapitel 1 eingeführte Energiemodell erfährt eine ungeheure Ausweitung, wenn wir bedenken, daß die uns mit der Natur verbindenden vertikalen Energieströme durch das Rückgrat direkt dem alten Modell der Chakraenergie im Yoga entsprechen.
In diesem Modell haben die Chakras eine Reihe von Entsprechungen, ebenso wie die fünf Elemente in dem chinesischen System. Jedes Energiezentrum ist im Körper lokalisierbar und mit einem Nervengeflecht, einer endokrinen Drüse und einer bestimmten physiologischen und emotionalen Eigenschaft verbunden.
Jedes hat seine eigene Farbe, seinen eigenen Ton und eine bestimmte geometrische Form. Darüber hinaus hat sich über die Jahrhunderte eine Fülle von bildnerischen und mythologischen Darstellungen zu den Chakras entwickelt, die Visionen und Erfahrungen von Yogis mitteilen, die bestimmte Chakras aktiviert haben.
Eine genauere Betrachtung der Chakras zeigt, daß sich das Wissen aus dem Yogasystem für unser Energiearbeitsmodell nutzbar machen läßt. Im folgenden wird eine kurze Beschreibung der Chakras gegeben.

Erstes Chakra

Das erste der sieben Chakras ist das Wurzel- oder Basischakra. Es liegt an der Basis des Rückgrats (im Damm zwischen Anus und Genitalien) und ist mit den Nervengeflechten des Steißbeins und

Kreuzbeins verbunden. Hier ist unser innerer Grund und die Quelle unseres Gefühls von Sicherheit und Selbstachtung. Seine Funktionen sind mit den grundlegenden Bedürfnissen und Fähigkeiten des Überlebens verbunden: Essen, Schlafen, der "fight-or-flight-(Kampf- oder Flucht)reaktion".Sie beziehen sich auf die materielle Welt. In diesem Chakra ruht die schlafende, schöpferische Energie der Schlan- ge, die Kundalini.

In seinem Buch "The Mythic Image" sagt Joseph Campbell: "Die Kundalini läßt sich zu diesem Zeitpunkt mit einem Drachen verglei- chen. Wie jeder weiß, haben Drachen den Hang, Dinge zu horten und zu bewachen; ihre bevorzugten Objekte sind Edelsteine und schöne Jungfrauen. Mit beidem können sie nichts anfangen, sondern hängen einfach daran, und so verwirklicht sich der Wert ihrer Schätze nicht, er ist für sich und die Welt verloren.

Zu diesem Zeitpunkt ihrer Entwicklung ist die königliche Schlange Kundalini Gefangene ihrer eigenen Drachenlethargie. Sie hat keine Verbindung zum Leben, ja, kennt es nicht einmal, so daß sie jede Freude unterdrückt. Noch will sie ihre Anspannung nicht aufgeben. Ihr Schlüsselsatz ist ein hartnäckiges 'Hier bin ich und hier bleibe ich'. Die erste Aufgabe eines Yogi muß daher sein, den kalten Griff des Drachens, seine eigene spirituelle Lethargie zu brechen und den Schatz, seine eigene Shakti (Energie), zu befreien, um sie zu jenen höheren Sphären aufsteigen zu lassen, wo sie seine spirituelle Lehrerin und Führerin wird - auf dem Weg zur Wonne des unsterblichen Lebens."

Zweites Chakra

Das zweite Chakra ist mit dem Kreuzbein verbunden. Die Übersetzung seines Sanskritnamens heißt soviel wie "ihr besonderer Aufenthalt" oder "sein besonderer Aufenthalt". Dieses Chakra wird mit den Nieren, den Keimdrüsen und der Sexualität assoziiert, und es hat Verbindung zu den Nervengeflechten in Kreuzbein und Prostata. Hier wohnt von den Vorfahren gesammelte Energie und ein Teil des kollektiven Un- bewußten. Wenn jemand aus diesem Chakra heraus lebt, ist alles von Sinnlichkeit und Sexualität gefärbt, und Ereignisse werden von diesem Standpunkt aus interpretiert. Das sehr starke Kraftfeld dieses Zentrums hemmt das Aufsteigen der Kundalinienergie über dieses Chakra hinaus.

Zur Hinduphilosophie gehört die Vorstellung, daß im sexuellen Chakra erzeugte oder aktivierte Energie durch Sushumna auf höhere Ebenen der Bewußtheit gebracht werden sollte und als schöpferische Kraft für das persönliche Wachstum benutzt werden kann. Ein Teil der Energie des zweiten Chakras dient der Fortpflanzung, aber sein großes Potential besteht darin, die höher gelegenen Zentren entlang Sushumna zu aktivieren.

In den Regeln und Anweisungen aller Religionen, ob im Osten oder Westen, spielt die Sexualität oder vielleicht genauer die Kraft dieses zweiten Chakras eine besondere Rolle. Das eine Extrem bilden klösterliche, keusche Lehren, die dafür plädieren, die gesamte sexuelle Kraft im Körper zu halten, um sie so zu höheren Kräften zu transformieren. Das andere Extrem bildet die tantrische Schule des Yoga, die offene Sexualität vorschreibt und ihre Schüler in Methoden unterweist, durch die im Liebesakt frei werdende Energie zur Einheit zu finden. Bei beiden Extremen wird die Kraft des zweiten Chakras in der Hoffnung eingespannt, den Menschen auf seinem spirituellen Weg weiterzubringen, hin zu einem Punkt der Einheit und einer engeren tieferen Beziehung zur Universalen Seele.

Drittes Chakra

Das dritte Chakra ist der "mit Juwelen geschmückte Lotus" oder "die Stadt des leuchtenden Juwels". Hinter dem Nabel, in der Nähe des Solarplexus gelegen, ist es ein Zentrum "verzehrenden" Feuers, von dem vitale Energie ausgeht. Dies ist das Zentrum der persönlichen Stärke. In der Zeit unserer pränatalen Entwicklung kam die Quelle unserer Kraft aus der Nabelschnur. Die Lage dieses Chakras bezieht von daher ihre Bedeutung. Wenn jemand primär aus dem dritten Chakra heraus motiviert ist, sind Wettbewerb, Kampf, Eroberung und Kontrolle über Situationen für ihn von höchster Wichtigkeit.

Auf der Ebene dieses Chakras hat Sexualität mehr mit Eroberung, Rache oder Kontrolle zu tun als mit Fortpflanzung oder der erotischen Sinnlichkeit des zweiten Chakras.

Viertes Chakra

Das vierte Chakra verkörpert das Herz und hat Verbindungen zur Thymusdrüse. Es ist das erste nicht dual orientierte Chakra auf dem Weg der aufsteigenden Energie. Damit repräsentiert es einen wichtigen Übergang von den ersten drei Chakras. Der Sanskritname des dritten Chakras heißt soviel wie "ungeteilt" oder "ungebrochen". Es geht um das Prinzip der Einheit, und hier wird zum ersten Mal der freie Wille wichtig. Bei den drei unteren Chakras geht es um Aspekte von Ursache und Wirkung. Diese Dynamik tritt jetzt zurück; es geht mehr um Aktion als um Reaktion.

Hier im vierten Chakra finden wir Mitgefühl, Zugehörigkeitsgefühl, Einheit und bedingungslose Liebe. Mitgefühl wird erst möglich in der Freiheit von Konkurrenz und Dualität, aus einem Gefühl der Fülle und persönlichen Erfüllung heraus. Das Herz steht für Freude und Lachen, der emotionalen Entsprechung zu Fülle und Überfließen. Das Herzchakra ist verbunden mit dem Tastsinn und der Kraft zur Psychokinese.

Nach Campbell ist das Herz "ein Ort, an dem man ein Geräusch hört, das nicht von zwei gegeneinander schlagenden Objekten erzeugt wird. Der einzige so erzeugte Klang ist der der schöpferischen Energie des Universums, das Summen, das vor allen Dingen ist und dessen Materialisation die Dinge sind."

Wenn die Kundalinienergie die Barriere zwischen drittem und viertem Chakra überwindet, erlebt das Individuum eine wichtige Transformation. Mit der Erfahrung und dem "Wissen" um Einheit entsteht ein fundamentales Gefühl dafür, daß man selbst wirklich Teil des Universums und der Natur ist. Gefühle von Fremdheit und Dualität beginnen sich aufzulösen. Wir kommen in Harmonie mit Gesellschaft und ökologischen Systemen um uns herum und denken eher in Begriffen von "wir" und "uns", als daß wir die äußere Welt getrennt und losgelöst von uns selbst behandeln.

Fünftes Chakra

Das fünfte Chakra gehört zur Kehle und Schilddrüse, auf Sanskrit heißt es "gereinigt". Es hat Bezug zu Ernährung und Kreativität. Im Herzzentrum wohnen Mitleid und bedingungslose Liebe, die Geben und Zusammensein mit anderen mit sich bringen. Im Halschakra wohnt die

Fähigkeit zu empfangen, sich einzulassen, wirklich versorgt zu werden. Im esoterischen Sinne heißt dies, Gnade und Weisheit zu empfangen, Zugang zu finden zu einer inneren unbegrenzten Quelle. Dieses Chakra ist verbunden mit künstlerischen Bestrebungen, mit Artikulation, Lehren, Schreiben und dem kreativen Ausdruck unseres "wahren" inneren Selbst. Es hat eine besondere Beziehung zum zweiten Chakra: hier die persönliche Schöpfung, dort die Schöpfung der Spezies. In dem Bestreben, sowohl zu empfangen und ernährt zu werden wie auch kreativ und schöpferisch zu sein, versucht der Yogi, seinen Geist von nebensächlichen Dingen zu reinigen, um die Stimme und das Licht von Brahma (Gott) unverschleiert zu erfahren. Diese reine Erfahrung führt zu Siddhikräften wie Hellhören und der Fähigkeit, über lange Zeiträume ohne Essen und Trinken auszukommen.

Sechstes Chakra

Das sechste Chakra, das *Ajna*, sitzt im Schädel. Auf die Körperoberfläche projiziert, liegt es zwischen den Augenbrauen und ist mit der Zirbeldrüse verbunden. Die Übersetzung von Ajna aus Sanskrit bedeutet soviel wie "steuern". In der westlichen Welt spricht man von diesem Chakra als dem "Dritten Auge". Hier ist der Sitz intuitiver Wahrnehmung und paranormaler Fähigkeiten wie Telepathie oder Hellsehen. In "Yoga and Psychotherapy"[2] steht: "Das Dritte Auge öffnen heißt, die rechte und linke Gehirnhälfte zu integrieren, es heißt, Urteilskraft und Unterscheidungsvermögen der linken Seite mit der Offenheit und ... der intuitiven Welt der rechten Seite zusammenzubringen. Es heißt, diese beiden partiellen ungenauen Wege der Erkenntnis zu einem neuen Ganzen zusammenzubringen." In der Kosmologie des Yoga ist Ajna der Ort, an dem sich Ida und Pingala treffen, um sich mit Sushumna zu vereinigen und so eine einzige Energiebahn zu bilden, die zum siebten Chakra auf dem Scheitel weiterführt.

Durch Ida und Pingala gibt es eine direkte Verbindung zwischen dem ersten und dem sechsten Chakra. Wenn in der Chakrameditation zuerst die Aufmerksamkeit auf das Stirnchakra gerichtet wird, bevor die unteren Zentren angeregt werden, bekommt die gelöste Energie eine Fließrichtung, die eine effektivere Meditation ermöglicht.

In der esoterischen Tradition führt die Öffnung des sechsten Chakras zu einer Form von Samadhi, einem hohen meditativen

Zustand, der über Zeit, Raum und Kausalität hinausgeht. Auch wenn dieser Zustand nicht adäquat beschrieben werden kann, wird er im allgemeinen als ein Gefühl vollkommenen Wohlbefindens, ein Gefühl von Einssein mit dem Universum, frei von Beurteilungen, in vollkommenem Einklang mit dem Hier und Jetzt geschildert. Ramakrishna sagt dazu:

"Immer, wenn ich versuche, diese Erfahrung zu beschreiben ... und anfange, darüber nachzudenken, was ich eigentlich erlebe, fangen meine Gedanken an zu rasen, und es wird unmöglich zu sprechen. (Der Übende) hat in diesem Moment direkte Kenntnis seines göttlichen Selbst ... ihn trennt nur noch eine dünne Wand wie aus Glas. Das göttliche Selbst ist so nah, daß es scheint, als sei man (mit ihm) verschmolzen, (mit ihm) identifiziert. Aber es bedarf noch der Identifizierung." [3]

Siebtes Chakra

Das siebte Zentrum ist das *Sahasrara*, der "Tausendblättrige Lotus", das Scheitelchakra. Es hat Verbindung zur Hypophyse, der wichtigsten endokrinen Drüse des Körpers. Die vom Stirnchakra aufsteigende Energie erreicht den Brahmin-Punkt, an dem ein Teil der Kraft in das Chakra fließt, während der Rest in den physischen, subtilen und ursächlichen Körper des Menschen zurückfließt.

Erreicht die Kundalini den Tausendblättrigen Lotus, so bedeutet dies den höchsten Zustand von Bewußtsein. Die Grenzen zwischen Ich und Du verschwinden, Sehender und Gesehenes werden zu Einem. Dies ist der wahre Samadhi.

Reinigung des Körpers und Kriyas

In alten Zeiten war es traditionell so, daß ein angehender Yogi Monate oder Jahre zu Füßen seines Gurus saß, bevor er den Funken von Energie (Shaktipat) empfing, der die Kundalini weckte und die aufsteigende Energie entzündete. Diese lange Wartezeit erlaubte es dem Schüler, seine inneren Schwingungen zu reinigen, so daß die durch den Körper aufwallende Energie nicht Verletzungen, Krankheit oder Psychosen verursachte. Es wird in der Yogaliteratur immer wieder betont, daß das Fortschreiten der Kundalini nicht ohne

Gefahren ist und man sich nicht ohne die Führung eines erfahrenen Lehrers auf diesen Weg begeben sollte. Wenn mächtige subtile Energien aktiviert werden, die durch Körper, Geist und Gefühle gehen, so treffen diese Energien auch auf körperliche Blockaden und Hemmnisse. Eine häufige Erscheinung für Menschen auf dem Wege der Kundalini sind Kriyas. Ein Kriya ist eine unwillkürliche Reaktion, die durch den Widerstand verursacht wird, den dichte oder blockierte Zonen des Körpers dem freien Durchgang der Energie entgegensetzen. Es gibt leichtere oder schwerere Kriyas, die auf körperlicher, geistiger oder spiritueller Ebene auftreten können. Manche gehen vorüber, manche halten an oder treten wiederholt auf. Häufige physische Formen von Kriyas sind unwillkürliche Zuckungen des Körpers, Zähneklappern, Flattern der Augenlider oder spastische Bewegungen einzelner Körperteile.

Einem körperlichen Kriya begegnete ich zum ersten Mal während eines Meditationscamps. Ein Mann lag am Boden, und für mein medizinisch geschultes Auge sah es so aus, als erlitte er einen epileptischen Anfall. Als ich hinübereilte, um ihm erste Hilfe zu leisten, war schon ein meditationserfahrener Teilnehmer bei ihm und legte ihm die Hand aufs Bein. Nach wenigen Augenblicken flaute der Anfall ab, und der Mann kehrte zur normalen Bewußtheit zurück. Als ich später mit ihm sprach, erfuhr ich zu meiner großen Überraschung, daß sein Erlebnis nicht beängstigend für ihn war, sondern er sich bereichert fühlte und erfüllt von einem Gefühl tiefen Friedens und heiterer Gelassenheit. Mein medizinisches Modell war wieder erschüttert worden, und ich frage mich seitdem, wie oft wohl Kriyaerfahrungen als "Epilepsie" diagnostiziert und behandelt werden.

Kriyas können auch in bestimmten Atemmustern (spontanes Pranayama), Lauten (Nadas) oder wunderschönen Bewegungen der Hände und Tänzen (Mudras) ausgedrückt werden. Die Vermutung liegt nahe, daß die Asanas des Hatha-Yoga ursprünglich von bestimmten Mudrakriyas abgeleitet wurden, die Menschen in tiefen Zuständen der Meditation spontan angenommen hatten. Die willkürliche Wiederholung dieser Positionen kann helfen, bestimmte Zentren zu öffnen, und zur meditativen Erfahrung zurückführen.

Kriyas können auch in der Form plötzlicher emotionaler Ausbrüche auftreten, wie plötzlichem Weinen, Phasen von Trauer und Depression oder Kribbeln im ganzen Körper, auch "Sprechen in fremden Zungen" oder "Spontanes Schreiben" können Manifestationen von Kriyas sein. Praktisch jede Art von Verhalten ist möglich, je nach Stärke der Kundalinienergie und der Natur des zu überwinden-den Widerstandes. In extremen Fällen, besonders dann, wenn keine erfahrenen Lehrer erreichbar sind, kann es auch zu destruktivem Verhalten oder Psychosen kommen.

Trotzdem ist die überwiegende Mehrzahl der Kriyas nichts, wovor man sich fürchten muß. Mit kontinuierlichem Yoga, Meditation und Selbstreinigung gehen die Blockaden im Körper zurück, und die Tendenz, Kriyas zu haben, nimmt ab.

Chakraenergie und persönliches Wachstum

Ohne Stimulierung von außen folgt das Erwachen der Chakras der natürlichen Entwicklung und dem persönlichen Wachstum des Men-schen, wobei sich oft Sieben-Jahres-Zyklen beobachten lassen. Beim ersten Chakra geht es um Selbstbehauptung und zum Überleben notwendige Fertigkeiten. Beim Heranwachsenden wird dann das zweite, das Sexualchakra aktiviert. In der späteren Jugend, wenn die Energie das dritte Chakra erreicht, wächst das Bewußtsein von den eigenen Kräften, und man fühlt sich imstande, der Welt zu begegnen. Wenn das dritte Chakra voll entfaltet ist, spielen Besitz, Macht und Wettbewerb eine große Rolle.

Wenn wir anfangen, Beziehungen einzugehen, zu heiraten, Kinder zu haben, wird die Notwendigkeit, sich mit anderen statt nur mit uns zu beschäftigen, zu einem natürlichen Impuls hin zu Mitgefühl und bedingungsloser Liebe, wie wir sie im vierten Chakra finden. Später, mit wachsender Lebenserfahrung und Reife, entsteht Weisheit, und wir übernehmen, mit viel Energie im fünften Chakra, voller Inspiration und geistiger Schöpferkraft die Rolle des "Lehrers". Erreicht man ein höheres Alter, bekommen religiöse Aspekte des Lebens in der Regel einen höheren Stellenwert, und in der Auseinandersetzung mit dem Tod (und einer möglichen Wiedergeburt) wird das sechste und schließlich das siebte Chakra aktiv.

Diese innere Abfolge besteht, auch wenn alle Chakras aktiv sind und sich während all der Zeit gegenseitig überlagern. Die Funktionen jedes dieser Energiezentren begleiten uns unser ganzes Leben lang, dabei steht zu unterschiedlichen Zeiten jeweils eins im Vordergrund, je nachdem, wo wir uns gerade in unserer persönlichen Entwicklung befinden.

Fenster der Wahrnehmung

Energetisch läßt sich der Lebensweg als Spirale sehen, auf der wir bestimmte Kernfragen des Lebens durch die Fenster der sieben Energiezentren wahrnehmen. In der Jugend z.B., wenn sich die sexuelle Energie machtvoll regt, sehen wir die grundsätzlichen Fragen jedes Chakras - Überleben, Sexualität, Persönlichkeit, Mitgefühl, Weisheit und Einsicht - durch das "Fenster" des zweiten Chakras. Durch dieses Tor interpretieren wir unsere persönliche Geschichte und unsere Beziehungen zu Eltern, Familie und Freunden. Dieselben Kernpunkte, dieselben Fragen begegnen uns in jedem Lebensabschnitt, während wir uns auf der Spirale aufwärts bewegen, aber mit der Veränderung unseres Blickwinkels haben sie unterschiedliche Implikationen. Wie oft finden wir uns beschäftigt mit Fragen, von denen wir eigentlich annahmen, sie schon vor Jahren gelöst zu haben?

Visualisierung

Durch Visualisierung können wir bewußt Zugang zu jedem Chakrafenster bekommen und unser Verhalten beeinflussen. Ärger (drittes Chakra) ist zum Beispiel eins der Grundgefühle. Wenn wir ärgerlich sind, gibt es eine Reihe von Möglichkeiten, damit umzugehen. Wir können den Ärger direkt ausdrücken oder die Energie in eine alternative Handlung umlenken (sublimieren). Wir können den Ärger auch unterdrücken oder die Energie "verkorken" - obwohl grundsätzlich klar ist, daß es gesundheitsschädlich ist, gewohnheitsmäßig so mit Ärger umzugehen. Wir können uns auch bewußt entscheiden, die Schwingungen vom dritten Chakra zu einem anderen Chakra zu "bewegen" und sie auf diese Weise herauszulassen. Ich habe z. B. häufig visualisiert, daß ich die Energie von meinem dritten zum vierten Chakra bewege, so daß Schwingungen von Ärger oder Frustration sich in Mitgefühl und Verständnis auflösten.

Vor kurzem wurden in einem Workshop die teilnehmenden Paare aufgefordert, sich einander dicht gegenüberzusetzen und ihre Chakras durch Visualisierung miteinander zu "verbinden". Dabei sollten sie darauf achten, wie sich die Verbindung zwischen den Zentren anfühlte, sollten die Vollständigkeit jeden Kontaktes einschätzen und dafür aufmerksam sein, wie es sich anfühlte, mit einem anderen Menschen verbunden zu sein. Dann sollten sich die Paare wieder voneinander lösen und sich auf die Wiedererrichtung ihrer eigenen Energiefelder konzentrieren. Beim anschließenden Austausch der Erfahrungen zeigte sich, daß fast jeder "irgendwie" die Verbindung der Chakren gespürt hatte und daß auch ein gewisses Bewußtsein von der Stärke dieser Verbindungen vorhanden war. Jeder hatte das Gefühl, mit der jeweils anderen Person verbunden zu sein. Interessanterweise verband ein Paar, das in den letzten Monaten Schwierigkeiten in der Beziehung hatte, ohne die Ursache dafür aber nennen zu können, alle Zentren, mit Ausnahme des dritten Chakras, sehr gut. Aus der Schwierigkeit heraus, diese Brücke herzustellen, gewannen sie neue Einsichten in die Natur ihres Problems und konnten erste Schritte zu einer Lösung vollziehen.

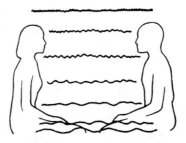

Die Chakraenergien verbinden.

Auswirkungen der modernen Gesellschaft

In unserer hochtechnisierten Gesellschaft sind wir ständig starken Schwingungsfeldern ausgesetzt, die notwendigerweise die Schwingungen unseres subtilen Körpers beeinflussen. In Verbindung mit dem weit verbreiteten Gebrauch bewußtseinsverändernder Drogen und der leichten Verfügbarkeit von esoterischem Wissen bedeutet diese Tatsache, daß die Rituale, die ein langsames, vorsichtiges Öffnen unserer tiefen Energiezentren bewirkten, dabei sind, verloren zu gehen. Das Ergebnis ist, daß sich immer mehr Menschen, gewollt oder ungewollt, sehr schnell den grundlegenden Ebenen von Körperenergie öffnen. Das hat Vor- und Nachteile.

Der größte Nachteil ist das gewachsene Potential an physischen, geistigen und spirituellen Dissonanzen. Wir können dies jetzt schon beobachten, und Gruppen wie das "Spiritual Emergency Network" [4] formieren sich, um Informationen zu geben und für professionelle Anleitung zu sorgen. Mehr und mehr Menschen werden sich dieser tiefen energetischen Verschiebungen durch persönliche Erfahrung oder akademisches Studium bewußt und lernen als Führer und Lehrer, andere in schwierigen Phasen des Übergangs zu unterstützen. Ich vermute, daß wir aufgrund der hochfrequenten Schwingungen unserer modernen Gesellschaft und der wachsenden Distanz zu natürlichen Rhythmen Formen von Kriyas erleben werden, die bislang nicht erfahren oder beschrieben wurden.

Der Vorteil der beschleunigten Öffnung für diese Energien liegt in dem Gewinn neuen Potentials. Wenn Gopi Krishna mit seiner Anschauung Recht hat, daß der Kundaliniprozeß eine normale evolutionäre Kraft ist, und wenn die Chakraleiter von Wettbewerb über Kooperation zu Weisheit führt, dann könnte es einen sehr positiven Effekt haben, daß die Menschen zunehmend diesen Erfahrungen ausgesetzt sind. Die Schwingungen unserer modernen Gesellschaft können uns für die vor uns liegende Arbeit stärken. Wenn wir lernen, damit in einer heilsamen und schöpferischen Art umzugehen, werden wir vielleicht entdecken, daß die Verbindung unserer High-Tech-Gesellschaft mit alten Wissenssystemen der Katalysator für die Schaffung einer besseren Welt sein könnte.

[1] Swami Rama, Voluntary Control Project (Topeka, Kansas: Research Department, Menninger Foundation).

[2] Swami, Rama, Rudolph Ballantine, M.D., Swami Ajaya, Ph.D., Yoga and Psychotherapy: The Evolution of Consciousness (Honesdale, Pennsylvania: Himalayan International Institute of Yoga Science and Philosophy, 1976), S. 226.

[3] Rama, Ballantine, Ajaya, Yoga and Psychotherapy, S. 269.

[4] Spiritual Emergency Network, California Institute of Transpersonal Psychology, 250 Oak Grove Avenue, Menlo Park, CA 94025 (415)327-2776.

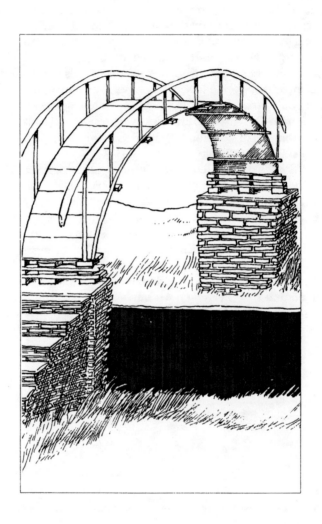

Kapitel 3

FUNDAMENTE DER ENERGETISCHEN BRÜCKEN

"Wissenschaftliche und religiöse Tatsachen müssen sich nicht notwendig widersprechen, wie es auf den ersten Blick scheint.... . Die radikal unpersönliche Sichtweise der Wissenschaft, die gegenwärtig noch als eindeutig richtige Position von ihren Vertretern behauptet wird, mag uns eines Tages als recht nützliche Kuriosität erscheinen."

William James

Für denjenigen, der wissenschaftliche Methoden gewöhnt ist, erscheint die Arbeit mit Energie in einem therapeutischen Kontext oft "unbegreiflich". Wie bei vielen Erscheinungen in der modernen Physik kann die Existenz von Energie nur durch die sichtbaren Auswirkungen auf ihre Umgebung bewiesen werden. Sie selbst kann man im herkömmlichen Sinne nicht sehen. Wenn z.B. eine Glühbirne leuchtet oder ein Elektromotor läuft, so wissen wir, daß es sich um elektrische Energie handelt, ohne daß wir sie mit dem bloßen Auge sehen können. Wir "erfahren" die Anwesenheit von Energie genauso, wie wir andere Phänomene erfahren, z. B. Gedanken oder Gefühle, die ja auch nicht mit den Augen gesehen oder exakt gemessen werden können. Häufig trauen Menschen ihren eigenen Wahrnehmungen nicht, wenn sie das erste Mal Energie als eine vom physischen Körper getrennte Entität wahrnehmen. Gedanken wie "Fühle ich das wirklich?" oder "Passiert das wirklich? Ich muß mir das einbilden..." sind nicht ungewöhnlich.

Um die Arbeit mit Energie zu lernen, ist ein unterstützendes Umfeld mit Menschen, die genauso ernsthaft am Lernen interessiert sind, hilfreich. Ohne die Möglichkeit des Austauschs mit anderen Menschen, die durch ähnliche Erfahrungen gehen, ist es schwieriger, die eigenen Erfahrungen zu verarbeiten. Wenn der oder die Lernende z.B. meint, die Aura eines Menschen gesehen zu haben, und nur mit Leuten zusammen ist, die noch nie eine solche Erfahrung hatten und auch nicht an die Existenz einer Aura glauben, dann wird er wahrscheinlich seine eigene Wahrnehmung abwerten, egal, wie deutlich sie war. Beim Studium der Körperenergien ist es nützlich, sich bestimmte Grundregeln anzueignen. In diesem Kapitel werden deshalb verschiedene Modelle, Erlebnisberichte, Definitionen, Prinzipien und Richtlinien dargestellt, die dabei helfen sollen.

Der größte Teil des folgenden Materials entstammt dem Zero Balancing. Diese Übungen sollten nicht isoliert verstanden werden, sondern als integraler Bestandteil eines vollständigen therapeutischen Systems. Sie wurden hier nur aus dem Zusammenhang des Zero Balancing-Systems herausgenommen, um beispielhaft zu zeigen, wie wir Energie erfahren können.

Das Unsichtbare wahrnehmen

Wir haben vier natürliche Gaben, das Unsichtbare wahrzunehmen. Es sind dies: intuitives Wissen, visionäres Sehen, prophetische Vorausschau und sensitives Fühlen. Obwohl wir alle mit diesen Fähigkeiten geboren werden, lernen nur wenige Menschen, sie bewußt und willentlich einzusetzen. Durch anhaltendes Training sind die meisten Menschen in der Lage, eins oder mehrere dieser Talente ans Licht zu bringen. Mit jeder dieser Fähigkeiten kann man Energie in der Natur und im menschlichen Körper wahrnehmen. Dabei vermittelt jede etwas unterschiedliche Informationen über die Natur der Energie. In diesem Kapitel geht es um die natürliche Gabe des sensitiven Fühlens und die Wahrnehmung von Energie mit den Händen.

Energiewahrnehmung

Abtasten ohne physischen Kontakt (Scanning)
Die Schwingungsfelder des Körpers erstrecken sich über seine physischen Grenzen hinaus. Größe und Intensität ändern sich mit der Gesundheit und der Vitalität eines Menschen. Wenn wir mit der Hand an einen Körper herangehen, können wir unterschiedliche Empfindungen haben: Wärme, Schwingungen, ein Gefühl von Dichte oder "Dämpfung" - wie ein unsichtbarer Puffer oder ein unsichtbares Feld, das sich über die Oberfläche hinaus erstreckt. Es läßt sich mit dem Gefühl vergleichen, wenn man zwei Magnete mit ihren entgegengesetzten Polen zusammenführt, wobei die Kraft im Körper viel sanfter und subtiler ist. Das Gefühl kann in unterschiedlicher Entfernung auftreten, in der Regel zwischen 2 und 20 cm über der Haut. Wenn wir dann in diesem Abstand die Hand über den Körper bewegen, werden wir Schwankungen in Temperatur und Dichte des dämpfenden Polsters oder auch ein Kribbeln in den Handflächen wahrnehmen.

Beim Abtasten muß die Hand in Bewegung bleiben. Wir nehmen Energiefelder war, indem wir uns durch sie hindurch bewegen; das heißt, was wir wahrnehmen, sind eigentlich Unterschiede in der Dichte der Felder. Wichtig sind die richtige Geschwindigkeit und der richtige Abstand (ungefähr 15 cm pro Sekunde in einem Abstand von 2 bis 20 cm, je nachdem wo man das Polster gespürt hat). Die Hand muß entspannt sein, und man braucht innere Aufnahmebereitschaft.

Eine gute Übung ist, den eigenen und dann einen anderen Körper abzutasten und die dabei gemachten Erfahrungen zu vergleichen. Es gibt bestimmte Gefühle und Eindrücke, die davon abhängig sind, ob jemand selbst untersucht oder untersucht wird.

Scanning ist besonders nützlich bei der Beurteilung der Aura und Energiezentren sowie der Energiebewegungen durch die Meridiane und des Energiefeldes direkt unter der Haut. In der Therapie benutze ich Scanning oft, um diese Energiefelder ins Gleichgewicht zu bringen. In bestimmten therapeutischen Situationen bewege ich die Hand, um so den Energiefluß zu verstärken, in anderen halte ich eine oder beide Hände über bestimmte Körperregionen, um dort Energie zu konzentrieren. In wieder anderen Situationen bilden die Hände zwei Pole, zwischen denen die Energie fließen kann. Die im einzelnen angewandten Techniken unterscheiden sich je nach therapeutischem System, nach dem persönlichen Stil des Therapeuten und danach, welche energetischen Funktionen gefördert oder gedämpft werden sollen.

Abtasten mit physischem Kontakt (Palpieren)

Energiefelder durchdringen den physischen Körper, und wir können jemanden nicht im eigentlichen Sinne berühren, ohne auch Kontakt zu diesen Feldern zu haben. Erfahrungsgemäß können wir jedoch den physischen Körper berühren, ohne uns bewußt zu sein, daß wir mit der Energie in Kontakt sind. Berührungen, bei denen wir nur ein Gefühl von physischem Kontakt haben, sind wahrscheinlich sogar die Regel. Es ist aber auch möglich, bei einer einstündigen Massage kein einziges Mal einen merklichen Kontakt auf der energetischen Ebene, auf der eine essentielle Berührung (essential touch) erst möglich wird, zu haben.

Essential Touch

Essential Touch ist ein grundlegendes Konzept. Es bedeutet, in Kontakt mit der Energie eines anderen Menschen, Tieres oder Objektes zu sein, und bezieht sich mehr auf die Qualität des Kontaktes als auf eine Methode oder Technik. Es geht hierbei um die Erfahrung, sich deutlich von jemandem "berührt" zu fühlen - durch eine Umarmung, durch Händeschütteln oder nur durch Augenkontakt. Viele beschreiben es als ein Gefühl, mit jemandem "verbunden" zu sein, und zwar in einer Weise, die über den physischen Kontakt hinausgeht.

Essential Touch ist eine notwendige Voraussetzung für Energiearbeit. Es ist eine natürliche Verbindung zwischen Menschen, die meistens ohne den Gedanken hergestellt wird, daß sie etwas Besonderes oder "Nützliches" sei. Wenn eine Mutter z.B. ihr weinendes Kind aufnimmt und das Kind sich allein durch den Kontakt mit ihr beruhigt, so ist das ein typisches Beispiel für Essential Touch.

In der therapeutischen Situation ist es wichtig, aufmerksam mit der Erfahrung des "Verbunden-Seins" umzugehen und in der Lage zu sein, diese Verbindung beeinflussen zu können. Wenn wir das allerdings intellektuell, auf der Ebene des analytischen Verstandes, versuchen, kommt die Verbindung gewöhnlich nicht zustande. Um Energiearbeit machen zu können, muß man lernen, Essential Touch "bewußt unwillkürlich" einzusetzen. Das ist das wichtigste Werkzeug, um Zugang zu einem Energiefeld zu finden.

Es gibt eine Reihe von Wahrnehmungen, meist mit einem Gefühl von Bewegung und Lebendigkeit verbunden, die uns den Kontakt mit einem Energiefeld anzeigen. So nehmen wir vielleicht ein feines Vibrieren im Körper des anderen oder in seiner Aura wahr, ein Gefühl, als ob wir leicht elektrisiert würden. Es wird als Kribbeln, Summen, als Kältegefühl, manchmal verbunden mit Gänsehaut, oder als ganz subtiler Eindruck, den manche als Schwingung empfinden, beschrieben. Manchmal kommt es einem auch so vor, als würde sich der Körper des anderen oder der eigene Körper ausdehnen oder zusammenziehen, auch wenn wir keine physische Veränderung sehen können.

Es ist ungefähr so, wie auf den beweglichen Gehsteigen, die es z.B. auf Flughäfen gibt. Das Gefühl, die sich bewegende Oberfläche zu betreten, ähnelt dem ersten Kontakt zur Energie eines anderen Menschen. Das Stehen auf der Rampe entspricht dem Gefühl, sich selbst in Ruhe zu befinden und dabei die sich bewegende Energie des anderen wahrzunehmen. Wenn ich auf dem sich bewegenden Geh-steig gehe, also meinen Körper in Bewegung bringe, dann ist das so ähnlich, als wenn ich mich aus eigener Bewegung heraus auf den Energiekörper eines anderen beziehe.

Wenn wir jemand energetisch berühren, haben wir manchmal den Eindruck von "potentieller Energie", d.h. der Anwesenheit von Energie in einem augenblicklich statischen Zustand. Wenn wir uns mit unserem physischen Körper gegen einen Baum lehnen, sehen wir den Baum als etwas Solides, Unbewegliches und grundsätzlich nicht Lebendiges. Wenn wir uns aber auch mit unserem Energiefeld "hineinlehnen", wirkt der Baum plötzlich lebendig und flexibel. Auch wenn wir körperlich nicht in der Lage sind, den Baum zu bewegen, haben wir fast den Eindruck, als würde er sich biegen und unser Gewicht aufnehmen.

Ein klinisches Beispiel für diese potentielle Energie ist das Palpie-ren (Abtasten) des Kopfes. Wenn wir diesen auf der körperlichen Ebene abtasten, haben wir den Eindruck einer stabilen, reaktionslosen Kugel. Tasten wir dagegen aus einer energetischen Perspektive, wirkt der Kopf plötzlich nachgiebig. Dies bestätigt sich, wenn man eine Reihe von Köpfen abtastet und feststellt, daß manche "weicher" sind als andere und daß einer sich vielleicht sogar "zu hart" anfühlt.

Angelpunkte: Einfache Brücken zum Energiekörper

Am einfachsten läßt sich ein Angelpunkt erzeugen, indem man einen oder mehrere Finger in den Körper drückt, um so einen festen Grund zu schaffen, um den sich der Körper orientieren kann. Der Angelpunkt muß so "tief" im Körper liegen, daß das Gewebe kein physisches Spiel mehr hat.[1] Dieser Punkt ist erreicht, wenn weiterer Druck auf deutli-chen Widerstand im Gewebe stößt. Das zugrundeliegende Prinzip ist, daß wir mit dem Energiekörper des anderen "in Kontakt" kommen müssen. Wenn wir diesen Kontakt haben, geht jede weitere Bewegung von unserer Seite direkt in die Erfahrung des anderen.

Das Prinzip läßt sich an einem Ballon verdeutlichen, den man mit Wasser füllt, bis er ungefähr 25 - 30 cm Durchmesser hat. Lege ihn auf einen Tisch und schiebe die Finger darunter. Wenn du jetzt die Finger hebst und genau auf den Druck in den Fingerspitzen achtest, wirst du bemerken, daß zunächst einmal "der Druckpunkt" in den Fingerspit-zen wie auch dem Ballon genommen wird. Weiterer Druck "verbindet" dann unsere Finger mit dem Wasser im Ballon. Jetzt werden die Finger zu einem Angelpunkt für den Ballon. Ist dieser Kontakt einmal hergestellt, kann dieser Angelpunkt oberflächlich gehalten werden oder tiefer in den Ballon gebracht werden, indem man mit den Fingern stärkeren Druck ausübt. Ein Angelpunkt zeichnet sich dadurch aus, daß man soliden Kontakt zu dem betreffenden Material hat, daß sich die Masse um den Finger herum orientiert und daß jeder weitere Druck sich auf die Energie auswirkt.

Angelpunkte können auf vielerlei Arten hergestellt werden; neben dem direkten Druck durch Finger oder Hand lassen sie sich aus bestimmten Bewegungen wie Strecken, Drücken, Drehen, Biegen oder Schieben entwickeln.

Ein in beiden Händen gehaltenes Gummiband verdeutlicht sehr schön einen durch Ziehen erzeugten Angelpunkt. Nimm die Hände so weit auseinander, daß das Band kein Spiel mehr hat, also nicht mehr lose hängt. Jetzt hast du Kontakt, und jede weitere Bewegung streckt das Gummi selbst.

Wenn ich mit Zugbewegungen an den Beinen oder dem Nacken eines Klienten arbeite, dann oft in der Form eines "Halbmond-Vektors", einer Kombination aus Ziehen und Heben in einer bogenförmigen Bewegung. Die ganze Arbeit beruht auf demselben wiederkehrenden Prinzip, nämlich darauf, mit dem richtigen Druck eine Schnittstelle, einen Angelpunkt herzustellen. Jede zusätzliche Bewegung unsererseits wird in dem anderen wahrgenommen, wir wiederum fühlen jede Bewegung in dem Körper des anderen. Wir sind in Kontakt mit seinem Energiekörper.

Über diese Brücke können wir Schwingungen oder Strömungen direkt untersuchen, indem wir einfach die gegenwärtige Bewegung wahrnehmen, oder wir können mehr Energie und Bewegung hinzufügen und wahrnehmen, wie der Körper reagiert.

Feinabstimmung von Angelpunkten

Wenn ich einen Angelpunkt "ansetze", frage ich mich immer: "Wie fühlt sich das für den Klienten an?" und "Wie würde sich dasselbe bei mir anfühlen?". Diese Fragen helfen mir, die richtige Stärke meiner Interventionen zu finden und so eine Ebene von Kontakt herzustellen, auf der ich die stärkste Verbindung zu dem Klienten habe. Zusätzlich frage ich den Klienten manchmal, ob ich mit der richtigen Kraft arbeite oder ob ich etwas ändern soll, damit es sich "besser" oder "wesent-

licher" anfühlt. Mit einem "Druck-Angelpunkt" ist die ideale Arbeits-
ebene dann erreicht, wenn es "angenehm schmerzt". Ich nenne das die
"hedonistische Ebene". Was sich gut oder richtig anfühlt, führt zu
einem wohltuenden Gleichgewicht in einem Energiefeld.

Richtlinien für die Untersuchung durch Berührung

Wenn wir jemanden essentiell berühren, kommen zwei physische
Körper und zwei Energiesysteme zusammen. Dabei ist es notwendig,
zwischen dem, was wir vom eigenen Körper, und dem, was wir vom
Körper des anderen wahrnehmen, zu unterscheiden. Dies gilt sowohl
für den physischen wie auch für den subtilen Körper. Die Frage ist also:
"Was ist deins und was ist meins?".

Therapeutische Beziehungen

In der Therapie sind vier physisch-energetische Beziehungen möglich.
Der Therapeut kann den physischen Körper (die Teilchen, die festen
Bestandteile) oder den Energiekörper (Wellen, Bewegung) des Klienten untersuchen, und zwar jeweils entweder von seinem eigenen
physischen Körper oder seinem Energiekörper ausgehend. Eine
Analogie mag dies verdeutlichen: Als Beobachter können wir irgendwo stehen und einen ebenfalls stehenden Zug beobachten oder
können selbst stehend einen fahrenden Zug sehen. Wir können uns
auch selbst im fahrenden Zug befinden und die stillstehende Landschaft beobachten, oder wir können schließlich aus einem fahrenden
Zug einen anderen fahrenden Zug sehen.

In dem letzten Beispiel gibt es noch die spezielle Situation, daß
unser eigener und der andere Zug in dieselbe Richtung und mit
derselben Geschwindigkeit fahren. Wir stehen dann scheinbar still,
nur die Welt um uns herum bewegt sich.

Die am wenigsten komplizierte Beziehung zwischen Therapeut
und Klient ist die, wenn der Therapeut von einem sicheren Standpunkt
den Zug beobachtet. Er "bleibt stehen" und schätzt so die sowohl
festen als auch die beweglichen Anteile seines Gegenübers ein.

Die komplizierteste Beziehung zwischen Therapeut und Klient
ergibt sich dann, wenn der Untersuchende versucht, die Bewegung
des anderen einzuschätzen, während er sich selbst bewegt - wie wenn

man aus einem fahrenden Zug auf einen anderen fahrenden Zug guckt. In diesem Fall ist keiner von beiden geerdet. Wenn der Therapeut nicht sehr aufpaßt, wird die Situation unklar, und es entsteht eine energetische Konfusion. Wenn die Energiesysteme von Klient und Therapeut sich auch noch synchronisieren, wird die Sache noch konfuser, weil - wie im Beispiel mit den beiden Zügen mit gleicher Geschwindigkeit - die Illusion von Stabilität entsteht, während die Situation in Wirklichkeit alles andere als stabil ist.

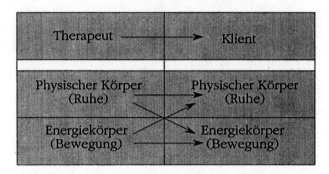

Vier Möglichkeiten der Beziehung zwischenTherapeut und Klient.

Wahrnehmungen des Klienten

Während der Therapeut mit seiner Arbeit beschäftigt ist, nimmt der Klient ihn, seine Erfahrungen, sein "Berührt-Sein" und sein Interesse die ganze Zeit über war. Egal, ob der Klient dies bewußt oder unbewußt tut, die Information geht in seinen persönlichen Erfahrungs-schatz ein und beeinflußt den Grad des Vertrauens zum Therapeuten. Umgekehrt beeinflußt es direkt die Sensibilität seines Energiekörpers für den Therapeuten und damit den therapeutischen Prozeß.

Energieunterbrechungen

Es gibt wichtige Gründe, die Verbindung zum anderen immer wieder zu unterbrechen, egal, ob der Therapeut einfache energetische Übungen anleitet oder tatsächlich auf einer tiefen Energieebene arbeitet.

Wenn Energiefelder zu lange miteinander in Kontakt bleiben, entsteht eine zu große Gewöhnung aneinander, und wir verlieren die Fähigkeit, den Unterschied zwischen uns und dem anderen zu erkennen. Ein bekanntes Beispiel für den Gewöhnungseffekt ist das Betreten eines Raumes, der einen bestimmten Geruch hat. Zuerst erregt dieser Geruch unsere Aufmerksamkeit, aber nach kurzer Zeit riechen wir ihn nicht mehr. Genauso gewöhnen wir uns auch schnell an energetische Verbindungen.

Ein anderer Grund für häufige energetische Unterbrechungen ist, daß bei längerer Verbindung einer die Energie vom anderen abziehen kann, ungefähr so, wie wenn man eine Batterie an eine Lampe oder einen anderen Verbraucher angeschlossen läßt.

Reaktionen des Energiekörpers

Keine zwei Menschen sind gleich, und es gibt verschiedene Reaktionsmöglichkeiten auf eine energetische Verbindung.

Strecken

Ein häufiges Phänomen ist das Gefühl, daß sich der Energiekörper streckt. Im Zero Balancing mache ich oft diese Erfahrung, wenn ich den zentralen Energiefluß durchs Rückgrat durch Zug an den Beinen aktiviere. Bei konstantem Ziehen fühlt sich das dann an, als würde der Klient zehn, zwanzig oder noch mehr Zentimeter über seine physischen Grenzen hinauswachsen. Das ist besonders deutlich, wenn ich die Augen geschlossen halte. Der physische Körper unterliegt sichtbar keiner Veränderung. Was das Gefühl des Streckens in meinen Händen erzeugt, ist die Wahrnehmung des Energiekörpers. Dieses Gefühl der Ausdehnung geht manchmal mit dem Eindruck einher, daß Energie in meine Hände strömt. Wenn ich in Kontakt bin mit der Energie, bin ich auch in Kontakt mit dem Gefühl der Bewegung. Irgendwann kommt dann der Punkt, an dem das Strecken aufhört und die Grenze des Energiekörpers bei der gegebenen Zugkraft erreicht ist.

Ausdehnung

Wenn diese Grenze erreicht ist, gibt es zwei mögliche Erscheinungen. Die erste ist, daß der Körper des Klienten in dieser ausgedehnten Position zur Ruhe zu kommen scheint und still bleibt. Wenn das passiert, verringere ich vorsichtig den Zug auf den Energiekörper, dann auch auf den physischen Körper und lege die Beine zurück auf die Unterlage. Der Klient ist dann extrem entspannt und gewöhnlich auch in einem veränderten Bewußtseinszustand. Ich gebe ihm dann Zeit, zu "normalem Bewußtsein" zurückzukommen und die Erfahrung zu verdauen, und warte, bis er oder sie ganz "da" ist, bevor ich weitermache.

Kontraktion

Die zweite mögliche Reaktion ist, daß sich der Energiekörper in sich zusammenzieht, weg von meinen Händen. Jetzt muß ich entscheiden, ob ich mit dem Gegenzug gehe oder ihn verankere. Beide Interventionen bringen den Klienten tiefer in einen Zustand veränderten Bewußtseins, Verankern noch stärker als Gegenzug.

Gegenzug

Wenn ich mich entscheide, mit dem Gegenzug zu gehen, leiste ich gerade so viel Widerstand, daß die zurückziehende Energie etwas hat, wogegen sie anziehen kann, bis der Zug aufhört. Es ist so, als ob man ein gestrecktes Gummiband langsam in seine schlaffe Position zurückgehen läßt, wobei der Zug immer mehr nachläßt. Wenn der Zug aufhört, lege ich die Beine des Klienten zurück auf.

Verankern

Wenn ich den Klienten seinen veränderten Bewußtseinszustand tiefer erkunden lassen will, verankere ich den sich zurückziehenden Energiekörper, indem ich die Kraft aufrechterhalte. Das Energiefeld zieht sich dann von mir zurück, und es fühlt sich an, als dehne sich der Klient in der entgegengesetzten Richtung aus, manchmal weit über das Kopfende des Massagetisches hinaus. Um den Energiekörper wirksam verankern zu können, muß man selbst dazu bereit sein, eine gehörige Portion Kraft aufzubringen. Wenn diese Dynamik eingesetzt hat, warte ich, bis der Körper des anderen zurück zum Ausgangspunkt kommt bzw. "zurück in meine Hände", bevor ich die Beine loslasse.

Manchmal kommt der Energiekörper nicht so leicht zurück, sondern bleibt in der gestreckten Position. Dann gebe ich leichte zusätzliche Anreize, indem ich den Druck meiner Hände verstärke, etwas kräftiger ziehe oder den Klienten einfach verbal ermuntere, zurückzukommen. Wenn das Energiefeld wieder mit dem physischen Körper verbunden ist, löse ich die Verbindung und gebe dem Klienten Zeit, sich zu orientieren.

Strömen

Manchmal streckt sich der Energiekörper beim Ziehen an den unteren Extremitäten, und ich bekomme nicht das Gefühl, daß er irgendwo aufhört oder der Gegenzug einsetzt. Stattdessen nehme ich ein anhaltendes "Strömen" durch meinen eigenen Körper wahr und habe das Gefühl, daß meine eigene Gestalt sich verändert. Das bedeutet, daß ich den Klienten übermäßig geerdet habe und versehentlich Teil seiner Energieerfahrung geworden bin, da die Energie durch mich in die Erde fließt. Wir bewegen uns beide in dieselbe Richtung (siehe die Analogie mit den beiden Zügen) und es gibt keine funktionierende Schnittstelle mehr. Das kann dazu führen, daß wir beide energetisch entleert werden. Ich erde dann meine Füße besser, zentriere meinen Körper, festige meinen Griff und verändere den Zugwinkel. Diese Veränderung des Winkels kann in jede beliebige Richtung gehen. Wenn das Strömen anhält, mache ich kleine ruckartige Bewegungen, ähnlich denen eines Anglers mit einem Fisch an der Angel. Wenn sich die Energie erst einmal "gesetzt" hat, errichte ich eine Schnittstelle zwischen dem Klienten und mir und fahre fort, meinen Angelpunkt zu erzeugen.

Energetische Beurteilung des subtilen Körpers

Das im ersten Kapitel vorgestellte grundlegende Energiemodell beinhaltet die vertikalen Ströme des universellen Lebensflusses, die uns mit der Natur verbinden, den inneren Energiefluß (tiefe, mittlere und obere Ebene), der uns als Individuen unterscheidet, und das alles durchdringende Hintergrundfeld. Alle diese Funktionen vereinigen sich im subtilen Körper. Für die eigentliche Beurteilung dieser Energieströme ist jedoch das Gewebe, durch das sie fließen, relevanter als die Ströme selbst. Deshalb basiert im Rahmen unseres Modells die energetische Beurteilung auf der Beurteilung des Körpergewebes. Wir werden mit den Energieströmen im Knochen beginnen. Dann werden wir das Skelett im Hinblick auf frei bewegliche Gelenke (tiefe Ebene unseres Energiesystems) und feste Gelenke (vertikaler Energiefluß) betrachten. Es folgt eine Besprechung der weichen Körpergewebe (mittlere und obere Schichten des inneren Flusses) und der Energie, die frei in allen Körpergeweben existiert (Hintergrundfeld). Schließlich folgen noch einige Anmerkungen zu speziellen Energiefeldern, die isolierte Gelenke betreffen.

Untersuchung der Knochen

Die Untersuchung von Energieströmen im Knochen selbst kann sehr leicht an den langen Knochen des Körpers demonstriert werden. Grundsätzlich gilt, daß niemand wirklich symmetrisch ist. Keine zwei Unterarme werden sich energetisch genau gleich anfühlen. Das kann leicht gezeigt werden: Fasse mit beiden Händen jemandes Unterarm zwischen Handgelenk und Ellenbogen und versuche ihn leicht zu "biegen". Ähnlich wie beim Setzen eines Angelpunktes mußt du erst die weicheren Schichten des physischen Körpers überwinden ("den Druckpunkt nehmen"), bis du auf den Widerstand des Knochens selbst triffst.

Biege erst in eine Richtung, und löse langsam die Spannung, mache dann eine biegende Bewegung in die entgegengesetzte Richtung. Mache dies mehrere Male mit geöffneten und auch geschlossenen Augen. Wiederhole die Übung mit dem anderen Unterarm deines Partners, und vergleiche die Ergebnisse.

Ein "normaler", unverletzter Arm läßt sich vielleicht leichter in die eine als in die andere Richtung biegen oder fühlt sich in eine Richtung blockiert an. Manchmal wirkt es auch, als sei die Biegung mit einer drehenden Bewegung verbunden. Genauso kann sich der eine Unterarm wie eine Stahlstange, der andere wie Gummi anfühlen.

Bei jeder körperlichen Untersuchung gibt es eine große Variationsbreite innerhalb der theoretischen Norm. Wir müssen jeder für uns selbst einen Bereich von Normalität festlegen, um zu entscheiden, ob eine Funktion oder Reaktion noch akzeptabel ist oder nicht. Grobe Richtlinien kann man lernen, aber jeder Therapeut muß letztlich seinen eigenen Sinn für normale Variationen entwickeln. Einfache Übungen wie die mit den Unterarmen helfen dabei.

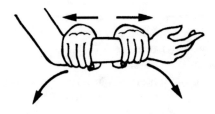

Energieströme im Knochen: Den Unterarm fest greifen und vorsichtig biegen.

Eine zweite Übung besteht darin, in einen langen Knochen eine drehende Bewegung zu bringen, so als würde man ein Kleidungsstück auswringen. Das geht am leichtesten am Bein, da sich am Unterarm die natürliche körperliche Drehbarkeit mit der Elastizität des Knochens mischt. Lege eine Hand genau über den Knöchel und die andere unter das Knie. Nimm den "Druckpunkt", und drehe in eine Richtung, achte dabei auf den Widerstand des Knochens. Wiederhole das ganze dann in die andere Richtung.

Da Knochen und Muskulatur im Bein stärker sind als im Unterarm, dauert es etwas länger, bis man die Reaktionen der Energieströme auf die Drehbewegungen spürt. Übertrieben kann man sagen, daß die Energie sich auf dieser Ebene ungefähr mit der Geschwindigkeit von Sirup bewegt.

Mache diese Übung innerhalb eines kurzen Zeitraumes mit mehreren Leuten, und vergleicht dann eure Erfahrungen miteinander. Im Austausch werden Wahrnehmungen in ihrer Echtheit bestätigt und gleichzeitig anderen möglichen Erfahrungen gegenübergestellt.

Zu Beginn dieses Lernprozesses geht es nicht darum, etwas als gut oder schlecht, als normal oder als unnormal zu beurteilen, sondern vielmehr sich selbst diese Erfahrung zu beschreiben, so daß man sensibel wird für das, was man mit den Händen fühlt. Das wird verstärkt, wenn andere mit einem arbeiten, wenn man den eigenen Körper erfährt und auf unterschiedliche Weise berührt wird. Niemals Körpertherapie oder Massage zu bekommen heißt, auf eine der grundlegendsten Lektionen in Körperenergie zu verzichten.

Verheilte Brüche

Die Untersuchung der Energiebewegungen durch verheilte Brüche der langen Knochen erlaubt weitere Einblicke in die Energieströme. Das Energiefeld über einem Bruch kann sich schwer und dicht anfühlen, wenig Energie haben oder unorganisiert und chaotisch sein. Diese Eigenschaften hängen mit dem Prozeß der Wiederverbindung oder Überbrückung des Energiefeldes über dem beschädigten Knochen zusammen. Natürlich ist die Wahrscheinlichkeit, daß das Energiefeld zerstört ist, um so größer, je schwerer die ursprüngliche Verletzung war. Dennoch verbringen manche Menschen ihre Tage mit energetisch harmonischen Knochen, obwohl sie einmal schwere Brüche erlitten haben.

Wenn ich dieses Thema in Seminaren zur Sprache bringe, fragen die Teilnehmer unweigerlich, ob ungeordnete oder wenig vitale

Energiefelder um einen zuvor gebrochenen Knochen geheilt werden können. Gewöhnlich ist dies möglich. Man erzielt eine Besserung, indem man Kraftfelder erzeugt, die stärker sind als die Felder im Knochen, und sie für eine Weile aufrecht erhält.

Bei einem verheilten Unterarmbruch würde ich z.B. erst mal den Energiefluß untersuchen, wie in den Biegeexperimenten. Wenn es angezeigt wäre, würde ich die Energiefelder ausgleichen, indem ich den Arm über dem Handgelenk und unterhalb des Ellenbogens fest anfassen würde und meine Hände auseinanderzöge, um so Kontakt zum Energiekörper herzustellen. Dann würde ich eine zusätzliche streckende Kraft ausüben, verbunden mit einer biegenden und/oder drehenden Bewegung. Diese Spannung hielte ich für vielleicht 15 oder 20 Sekunden, achtete dabei auf die Spannkraft des Knochens und löste dann vorsichtig meinen Griff.

Bei einer neuerlichen Untersuchung müßte ich ein Nachlassen der Asymmetrie in den ursprünglichen Kraftfeldern feststellen, sowie eine größere Beweglichkeit der Energie durch den langen Knochen. Pro Sitzung gebe ich mir drei Versuche, eine Veränderung hervorzurufen, bzw. sie zu vergrößern.

Energie im Skelett: Vertikaler Fluß

Im Skelett verläuft der Weg der universellen Lebensenergie vom Kopf durch die Schädelknochen, die Zwischenwirbel und die Wirbelrippengelenke, durch die Wirbelsäule zum Kreuzbein, weiter durch die Beine zu den Mittelfußknochen und schließlich durch die Füße in die Erde. Parallel dazu treten Energieströme an der Oberseite des Schultergürtels in den Körper ein, fließen entlang den Spitzen der seitlichen Wirbelfortsätze abwärts und vereinen sich im Becken mit dem universellen Lebensfluß. Schließlich gibt es noch Bahnen durch den Schultergürtel zu den Händen. Diese vertikalen Ströme werden durch zwei besondere Gruppen von Gelenken bestimmt: die festen und die halbfesten Gelenke.[2]

Feste Gelenke
Diese Gruppe umfaßt die Schädelnähte, die Kreuzbeinfuge, die Artikulationen der Fußwurzelknochen sowie der Handwurzelknochen und die Schambeinfuge. Obwohl sie Teil des Bewegungsapparates sind, haben die festen Gelenke mehr mit der Übertragung und

Ausbalancierung von mechanischen und energetischen Kräften zu tun als mit der eigentlichen Bewegung. Sie sind direkt an der Blitzableiterfunktion der Wirbelsäule beteiligt.

Alle festen Gelenke haben einen sehr kleinen Bewegungsspielraum. In einigen Fällen ist er so klein, daß seine Existenz überhaupt bestritten wird. Die westliche Schulmedizin bestreitet, daß die Schädelknochen beim Erwachsenen beweglich sind. Eine wachsende Minderheit von Ärzten, vor allem die kraniosakralen Osteopathen, ist jedoch der Meinung, daß sich die Schädelknochen nicht nur bewegen, sondern daß eine ausgewogene Bewegung sogar notwendig ist für optimale Körperfunktionen.

Einen ähnlichen Streit gibt es hinsichtlich der Bewegung in den Kreuzbeinfugen. In manchen medizinischen Fachbüchern heißt es, es gebe dort keine Bewegung, in einigen anderen wird dies bestritten, der Bewegung aber keine Bedeutung beigemessen. Andere Fachbücher wiederum gehen nur von einer Bewegung der Kreuzbeinfugen während der Geburt aus, wieder andere sprechen von dem wichtigsten Gelenk im Becken. Interessanterweise wird in den meisten anatomischen Texten darauf hingewiesen, daß die Kreuzbeinfugen Eigenschaften eines frei beweglichen Gelenkes haben.

Eine wichtige Eigenschaft der festen Gelenke ist, daß es dort keine willkürliche Bewegung gibt. Willkürliche Bewegungen in einem Gelenk werden durch Muskeln ermöglicht, deren Sehnen das Gelenk umspannen. Feste Gelenke sind zwar von Bändern und/oder Faszien überzogen, aber es gibt keine muskulären Strukturen. Die auftretenden Bewegungen sind eine Reaktion auf Kräfte, die auf die betreffende Region einwirken, und gehen nicht von dem Gelenk selbst aus. Die Bewegung liegt jenseits unserer bewußten Kontrolle.

Wenn in diesen Gelenken ein Ungleichgewicht oder eine abweichende Funktion auftritt, tendiert der Körper wegen der Unfähigkeit zu willkürlichen Bewegungen dazu, das Problem eher zu kompensieren als zu lösen. Dieser kompensatorische Prozeß ist weit gefächert und bezieht andere Strukturen, die mit dem betroffenen Gelenk verbunden sind, ein. Diese durch Kompensation entstandenen Muster neigen ihrerseits dazu, im Körper zu erstarren, wobei sie andere Funktionen und Möglichkeiten begrenzen.

Wegen ihrer auf Bändern und Faszien beruhenden Anatomie liegt die in den festen Gelenken auftretende Bewegung völlig im EPM-Bereich (Endpoint of Motion = Bewegungsendpunkte, s. S. 94). Die Bänder stehen unter ständiger Spannung, und die Grenzen der Beweglichkeit sind direkter Ausdruck der energetischen Komponenten des Gelenkes. Die festen Gelenke haben von allen Gelenken des Körpers die engste Beziehung zum subtilen Körper.

Feste Gelenke

Schädelnähte

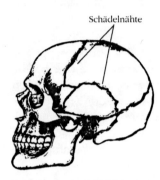

Verbindungen der Schädelknochen

Kreuzbeinfugen

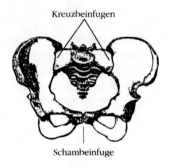

Schambeinfuge

Fugen am Becken

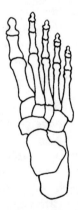

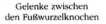

Die Fußwurzelknochen
(insgesamt sieben, zwei verdeckt)

Gelenke zwischen
den Fußwurzelknochen

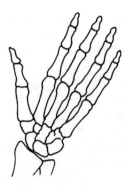

Die Handwurzelknochen
(insgesamt acht, einer verdeckt)

Gelenke zwischen
den Handwurzelknochen

Halbfeste Gelenke

Die halbfesten Gelenke sind eine Untergruppe der festen Gelenke. Die wichtigsten sind die Gelenke zwischen den Wirbeln, zwischen Wirbeln und Rippen sowie zwischen Rippen und Brustbein (costovertebrale, costotransversale und costosternale Verbindungen). Die (energetisch) weniger wichtigen sind die Gelenke zwischen Schlüsselbein und Brustbein sowie erster Rippe.

Diese Gelenke haben viele Eigenschaften der festen Gelenke. Obwohl schon deutlich mehr als bei diesen, haben sie immer noch ein geringes Maß an Beweglichkeit. Sie liegen jenseits unserer willkürlichen Kontrolle, obwohl es direkte muskuläre Verbindungen geben kann. Zum Beispiel gibt es Muskeln zwischen den einzelnen Wirbeln, die aktiviert werden, wenn wir die Wirbelsäule als Ganzes bewegen. Dennoch ist es unmöglich, die Muskeln zwischen zwei bestimmten Wirbeln, z.B. 3. und 4. Lendenwirbel, isoliert anzuspannen. Man muß schon ein ganz ausgeprägtes Körperbewußtsein erreicht haben, um die Verbindung von 3. und 4. Lendenwirbel überhaupt nur geistig zu lokalisieren!

Die verbleibenden Merkmale dieser Gruppe sind ähnlich denen der festen Gelenke. Sie dienen ebenfalls als Brücke zwischen physischer und subtiler Anatomie, und die Beurteilung ihrer Bewegungsendpunkte gibt uns direkt Informationen über tieferliegende Mechanismen des betreffenden Menschen.

Energie im Skelett:
Tiefe Ebene des inneren Energieflusses

Im Skelett vereinen sich alle Gelenke des inneren Energiekörpers zu einem einzigen integrierten System. Informationen über den inneren Energiefluß auf der tiefen Ebene können wir eher aus den Gelenken als aus den isolierten Knochen ableiten. Bei jeder Bewegung gehen die erzeugten Energiefelder auf zwei Wegen durch die Gelenke: Ein Teil überbrückt direkt den Gelenkspalt zwischen den Knochenenden, ein anderer Teil geht durch die unterstützenden Bänder. Für das Verständnis der Implikationen dieses Energieverlaufes ist es nötig, einen Blick auf die Physiologie der Gelenke zu werfen, insbesondere das Gelenkspiel, den Bewegungsumfang (ROM = Range of Motion) und die Bewegungsendpunkte (EPM = Endpoint of Motion).

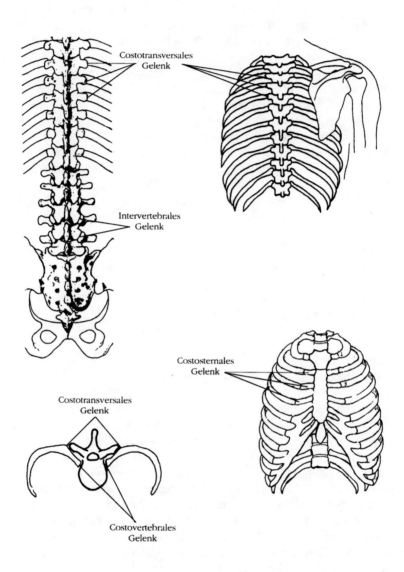

Costotransversales
Gelenk

Intervertebrales
Gelenk

Costotransversales
Gelenk

Costovertebrales
Gelenk

Costosternales
Gelenk

Gelenkspiel

Es gibt einen subtilen Aspekt der Gelenkbewegung - das Gelenkspiel. Es liegt außerhalb willkürlicher Kontrolle und kann nur durch passive Bewegung untersucht werden. Das Gelenkspiel ist eine gewisse lebensnotwendige Lockerheit im Gelenk: Ohne diese Lockerheit hätten wir eine eingefrorene, unbewegliche Struktur, mit zuviel Gelenkspiel würde unser ganzer Körper mechanisch unstabil.

Das Konzept des Gelenkspiels wird in den Büchern von John McMennell untersucht. Ziehe zum Ausprobieren an einem Finger und fühle die Lockerheit im Knöchel. Bewege den Finger dann in alle Richtungen, und du wirst bemerken, daß es in allen Ebenen Spiel gibt. Muskeln können nicht voll kontrahiert werden, ohne daß das Gelenk leicht nachgibt. Wenn das Gelenkspiel beeinträchtigt ist, ist nicht nur das Gelenk selbst gefährdet, sondern auch die Muskeln können nicht einwandfrei arbeiten. Diese sekundären Auswirkungen auf die das Gelenk aktivierenden Muskeln können schließlich zu Problemen im Muskelgewebe selbst führen.

Vom energetischen Gesichtspunkt aus verstärkt das Gelenkspiel die Elastizität des Gelenks und funktioniert als Polster oder Stoßdämpfer zwischen den knochigen oder knorpeligen Oberflächen. Leichtes Trennen und Zusammendrücken der Gelenkflächen zeigt dieses Polster an und gibt Informationen an die Schnittstelle zwischen physischer Struktur und dem über die Knochenenden gehenden Energiefluß. Wenn der Spalt zu schmal ist, wird er von der Energie zu leicht überbrückt, ist das Polster zu dick, wird der Energiefluß behindert.

Bewegungsumfang

Jedes frei bewegliche Gelenk im Körper hat einen normalen Bewegungsumfang (ROM), der der willkürlichen Kontrolle unterliegt. In einer medizinischen Untersuchung, wie sie im Westen üblich ist, beurteilen wir sowohl die aktive wie auch die passive Beweglichkeit. Wir lassen also den Patienten sein Gelenk beugen, strecken und drehen und stellen fest, ob es einen normalen Bewegungsumfang hat. Dann führen wir dieselben Bewegungen noch einmal von außen durch, während der Patient passiv bleibt, um auf diese Art einen zusätzlichen Einblick in jedwede Beschränkung der Gelenkfunktionen zu gewinnen. Ist der Bewegungsumfang eingeschränkt, dann verfügt der westliche Arzt über verschiedene Methoden, die Ursache dieser Beschränkung herauszubekommen. Diese kann eine lokale Störung im Gelenk und im unterstützenden Gewebe sein, eine Störung der das

Gelenk versorgenden Systeme (Blut, Nerven, Lymphe), eine Störung im Zentralnervensystem oder in der Blutzusammensetzung. Die Differentialdiagnose bei einer Einschränkung des Bewegungsumfanges ist weit gefächert.

Bewegungsendpunkte

Jenseits des willkürlichen Bewegungsumfanges des Gelenkes liegen die Bewegungsendpunkte (Endpoint of Motion - EPM). Diese Punkte werden von den das Gelenk umgebenden Bändern bestimmt und spiegeln die in den Bändern enthaltene und durch die Bänder hindurchgehende Energie wieder. EPM meint den Bereich der Bewegung zwischen dem Punkt, an dem der erste Widerstand fühlbar wird, wenn nämlich die weichen Gewebe beginnen, die Bewegung einzuschränken, bis zu dem Punkt, an dem weitere Bewegung nicht möglich ist.

Der Ausdruck "Bewegungsendpunkt" meint nicht den letzten Mikrometer, an dem das Gelenk nun wirklich nicht mehr weiter bewegt werden kann, vielmehr bezieht er sich auf jenen Teil der Beweglichkeit, an dem die umliegenden Gewebe anfangen, die Bewegung zu stoppen.

Die Grenze des Bewegungsumfanges des Gelenkes wird durch passive Bewegung festgestellt und ist eine Funktion der Bänder. Sie, nicht die Muskeln, begrenzen die Bewegung, und es entsteht ein ganz charakteristisches Gefühl, wenn die Bänder beansprucht werden: Bei gesunden Bändern fühlt sich der langsam anwachsende Widerstand gleichzeitig fest und nachgiebig an, bis zu einem Punkt, an dem keine weitere passive Bewegung mehr möglich ist. Bei weniger gut funktionierenden Bändern kann diese Bewegung plötzlich und abrupt stoppen bzw. das Gewebe scheint der Bewegung überhaupt keinen Widerstand entgegenzusetzen. Letzteres ist bei zu lockeren Gelenken der Fall. Keine zwei Gelenke sind einander gleich, nicht einmal bei ein und demselben Menschen.

Die für die Bewegungsendpunkte typische Weichheit und Nachgiebigkeit kann man sehr gut fühlen, wenn man eine Hand nimmt und sie mit der anderen Hand im Handgelenk abknickt. Ganz anders fühlt es sich an, wenn man den Arm streckt. Bei dieser Bewegung scheint im Ellbogengelenk ein Knochen in dem anderen einzurasten, und die Bewegung endet abrupt, als stoße ein Knochen an den anderen. Aber sogar hier kann man noch eine ganz feine Nachgiebigkeit in den Bändern feststellen.

Um den Bewegungsendpunkt eines Gelenkes zu untersuchen, ist es unnötig und auch nicht wünschenswert, das Gelenk in die extremste Position zu bringen, die noch möglich ist. Wenn wir jemanden über seinen oder ihren gewöhnlichen Realitätsrahmen hinausbringen, sei es auf der Ebene von Gelenkfunktionen oder auf emotionaler, psychischer oder spiritueller Ebene, kann das zwar ganz stimulierend sein, aber ebenso leicht kann ein negativer Eindruck zurückbleiben. Eindrücke, die in extremen Zuständen entstanden sind, lassen sich nur schwer wieder rückgängig machen, weil sie außerhalb des normalen Alltagsbewußtseins liegen. Oft ist eine Therapie nötig, um den alltäglichen Zustand aus dem Gleichgewicht zu bringen und so die Endpunkte erreichbar zu machen. Denn das Problem liegt außerhalb der Reichweite des betreffenden Menschen.

Vergleich zwischen ROM und EPM

Die Unterscheidung zwischen dem Bewegungsumfang und dem Bewegungsendpunkt eines Gelenkes ist sehr wichtig. ROM ist jene Bewegung, die wir willkürlich mit jedem Gelenk durchführen können und die zu ihren Extrempositionen hin anfängt, die Bänder zu belasten. ROM kann durch aktive oder passive Bewegung gemessen werden. EPM dagegen ist eine Funktion der Bänder und bezeichnet den kleinen Bereich, in dem die Bänder begonnen haben, den Bewegungsumfang zu begrenzen. Dieser Bereich kann nur durch passive Bewegung untersucht werden. Der über ROM hinausgehende Bereich von EPM kann auch als außerhalb unseres Bewußtseins liegend betrachtet werden. Es geht dabei in erster Linie um die in den Bändern enthaltene und von ihnen kanalisierte Energie.

Eine Störung im EPM-Bereich ist oft selbst nicht symptomatisch, sondern nur ein frühes Zeichen einer zukünftigen degenerativen Veränderung. Diese Art der Begrenzung wird auch nicht deutlich durch eine Einschränkung im willkürlichen Bewegungsumfang, ja nicht einmal durch eine Röntgenuntersuchung. Sie wird ausschließlich bestimmt durch Untersuchung der passiven Beweglichkeit des Gelenks. EPM kann oft verbessert werden, indem man das Gelenk einem stärkeren Kraftfeld aussetzt, wobei man die schon früher im Zusammenhang mit geheilten Brüchen beschriebene Methode zur Verbesserung des Energieflusses benutzt. Jede Verbesserung des unwillkürlichen Anteils am Bewegungsumfang des Gelenkes hilft, schon vorhandenen Schmerz zu reduzieren, und vermindert die Tendenz zu zukünftigen degenerativen Veränderungen.

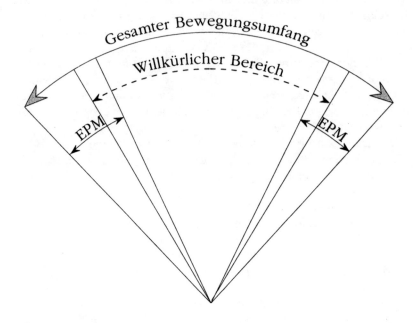

Der Bereich willkürlicher Bewegung und die Bewegungsendpunkte (EPM)
im Verhältnis zum gesamten Bewegungsumfang.

Energie im weichen Gewebe:
Mittlere Ebene des inneren Energieflusses

Dieser Teil des subtilen Körpers ist der Ort "wo wir leben". Er hat die
stärkste Verbindung zu unseren Bedürfnissen und zu unseren emotionalen und geistigen Reaktionen auf die Welt. Praktisch jede Form von
Therapie wendet sich an diese Ebene.
Die energetische Untersuchung der weicheren Körpergewebe unterscheidet sich beträchtlich von der Untersuchung der Knochen. Wegen
der Weichheit der Gewebe ist es schwierig, den richtigen Punkt zu
finden, an dem es möglich ist, direkt die Energieströme abzulesen. Die
am weitesten verbreitete Untersuchungsmethode besteht darin, sich

mit Fingern oder Händen durch diese Gewebe zu arbeiten und ihren Widerstand (oder Mangel an Widerstand) zu erkunden, den sie der Bewegung entgegensetzen. Bekannte Beispiele sind Muskelspannungen, die man bei einer Massage spürt, oder Spannungen in den Faszien beim Rolfing.

Die Energieströme selbst kann man besser erkunden, indem man mit den Fingern zwei energetische Kontakte herstellt und den Fluß zwischen diesen beiden Punkten "liest". Ein Beispiel: Drücke einen Finger in das Gewebe unterhalb des Ellenbogens und stelle dort essentiellen Kontakt her. Mache mit der anderen Hand dasselbe oberhalb des Handgelenks. Halte diese beiden Punkte und warte, bis ein Gefühl der Verbindung zwischen den beiden Fingern entsteht. Das Gefühl von Kontakt kann sich in Pulsation, Bewegung oder Summen äußern oder in dem Eindruck, daß die Finger durch den Körper des anderen direkt miteinander verbunden sind.

Achte sowohl darauf, wie lange es dauert bis die Verbindung zustande kommt, wie auch auf die Stärke und die Qualität des Strömens selbst.

Unter denen, die mit Energie arbeiten, ist umstritten, ob die rechte Hand immer Energie aussendet und die linke Hand immer empfängt und ob es wichtig ist, rechte und linke Hand immer in einem bestimmten Verhältnis zueinander zu halten. Meine persönliche Erfahrung ist, daß die Energie den Gedanken folgt und daß beide Hände sowohl zum Senden wie zum Empfangen benutzt werden können. Die Energie geht sowohl von rechts nach links wie von links nach rechts, je nachdem, welches gedankliche Muster man sich vorstellt. Bei der vorliegenden Art von Untersuchung ziehe ich persönlich es vor, beide Hände "neutral" zu lassen und der Energie des anderen zu erlauben, sich selbst nach dem Prinzip des Angelpunktes um meine beiden Pole zu organisieren.

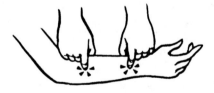

Energiefluß auf der mittleren Ebene: An zwei Stellen Kontakt halten.

Untersuchung in der traditionellen chinesischen Medizin

Es gibt verschiedene andere Wege, Zugang zu der mittleren Energieebene zu bekommen, um sie zu erkunden und auszubalancieren. Eins
der am feinsten ausgearbeiteten Systeme ist das der Akupunktur und
der traditionellen chinesischen Medizin.

Die Diagnose der traditionellen chinesischen Medizin basiert im
Kern auf vier Bereichen der Befragung und Untersuchung: Fragen,
Sehen, Hören und Fühlen. Der Untersuchende erkundigt sich, ähnlich
wie wir es in der westlichen Medizin beim Erheben der Anamnese tun,
nach den Beschwerden des Klienten, nach seiner Krankheits- und
Familiengeschichte. Gleichzeitig sieht der Untersuchende die Farben
des Patienten, hört auf die Schwingungsqualität seiner Stimme und
riecht seinen Körpergeruch. All das vermittelt ihm Einsichten in den
energetischen Zustand seines Klienten. Hinsichtlich des Fühlens oder
Berührens geht der Untersuchende über das Abtasten des Körpers, wie
wir es kennen, hinaus: Er sucht nach der Energie an den Akupunkturpunkten und Meridianen in Haut und Gewebe und nach den traditionellen chinesischen Pulsen.

Die Pulse der traditionellen chinesischen Medizin

Einer der vielen Unterschiede zwischen traditioneller chinesischer
Medizin und westlicher Medizin ist das Konzept der Pulse. In der
chinesischen Medizin gibt es einen bestimmten Puls für jede der zwölf
großen Energiebahnen und ihre assoziierten Organe oder Funktionen.
Diese zwölf Pulse werden meistens an den Arterien der Handgelen-
ke gemessen, sechs rechts und sechs links. Sie können auch an den
Halsschlagadern oder den Arterien der Fußknöchel gemessen werden.

In meinem eigenen Studium der traditionellen chinesischen Medizin waren diese zwölf "chinesischen Pulse" anfangs ein einziges
Dilemma für mich, denn das Konzept war meiner medizinischen
Ausbildung völlig fremd. Nachdem ich jedoch gelernt hatte, sie zu
spüren und zu benutzen, wurden sie zu einem weiteren Beweis für
mich, daß es das energetische Netzwerk der Akupunktur wirklich gibt.
Klinisch sind die Pulse ein zuverlässiges Hilfsmittel bei der Diagnose
und Auswahl einer Behandlung und um festzustellen, ob die Behandlung gut und erfolgreich war.

Die in der Untersuchung gewonnenen Informationen werden in
der traditionellen chinesischen Medizin nach verschiedenen Rastern
ausgewertet. Es sind dies die fünf Elemente (Metall, Wasser, Holz,
Feuer und Erde), die zwölf Organe und Funktionen (Lunge, Dickdarm,

Nieren, Blase, Leber, Gallenblase, Herz, Dünndarm, Herzbeutel, dreifacher Erwärmer, Milz und Magen) und die acht Zustände (Yang/Yin, äußerlich/innerlich, heiß/kalt, übermäßig/mangelhaft).

Die Behandlung in der traditionellen chinesischen Medizin besteht aus Akupunktur (Nadeln und Moxibustion), Kräutern, Massage, Atempraktiken und körperlichen Übungen (oft aus den Kampfkünsten). Mit Ausnahme der Kräuter ist der Aufbau einer energetischen Verbindung mit dem Patienten oder mit sich selbst ein Grunderfordernis dieser Therapie.

Energie im weichen Gewebe:
Obere Ebene des inneren Energieflusses

In der traditionellen chinesischen Medizin wird die obere Energieschicht "wei chi" oder "schützende chi" genannt. Sie wird als grobe, diffuse Energie unterhalb der Haut beschrieben, die die Aufgabe eines Puffers oder einer Isolationsschicht hat.

Diese Energie kann am besten untersucht werden, indem man die Energiefelder ganz dicht über der Hautoberfläche mit den Händen abtastet oder die Struktur und Temperatur der Haut ertastet. Man kann "wei chi" durch kalte Duschen und die Benutzung eines Luffa-Schwamms oder einer Körperbürste stimulieren. Ich habe erlebt, daß Menschen, die extrem verwundbar und empfindlich waren, großen Nutzen daraus gezogen haben, "wei chi" täglich auf diese Art anzuregen.

Das energetische Hintergrundfeld

Unter den geordneten Energiefeldern in Knochen, weichen Geweben und unter der Haut liegt das energetische Hintergrundfeld des Körpers. Dieses Feld durchdringt den Körper auf allen Ebenen und erstreckt sich über seine physischen Grenzen in den umgebenden Raum. Schwingungen in diesem Feld sind Teil der "Hintergrundmusik" eines Menschen.

Die Schwingungen und Bewegungen in diesem Medium reagieren auf unsere innere und äußere Umgebung, auf Gefühle, Gedanken und Stimmungen. Der energetische Hintergrund ist empfindlich für Bedürfnisse, Handlungen und unsere körperliche, geistige und spirituelle Befindlichkeit. All diese Einflüsse sind normale, alltägliche Veränderungen, und in einem gut funktionierenden System bewegt sich das Hintergrundfeld mit diesen Veränderungen, wobei es Schwingungen und Bewegungen mit gleicher Leichtigkeit aufnimmt und losläßt. Diese Ereignisse hinterlassen in dem Feld über den Augenblick des Einflusses hinaus keine Einprägungen.

Einprägungen

Es ist jedoch möglich, daß sich etwas tiefer in dieses Feld einprägt und eine Schwingung oder Bewegung, ein Ungleichgewicht, hinterläßt. Dieses Ungleichgewicht tritt in Form von stehenden Wellen, unnormalen Strömen, Wirbeln oder Überfluß bzw. Mangel an Energie innerhalb des Feldes auf. Es hat nichts mit dem Hier und Jetzt oder den körperlichen Bedürfnissen zu tun, sondern ist Reflexion vergangener oder angenommener zukünftiger Ereignisse (Angst oder Spannung in Erwartung eines Schicksalsschlages). Das Ungleichgewicht ist grundsätzlich das Ergebnis eines sehr kräftigen und oft plötzlichen physischen, chemischen, emotionalen oder psychischen Traumas oder Reizes, der nicht von anderem Gewebe oder Energiesystemen abgefangen wurde.

Wenn das Trauma mit einem zum Zeitpunkt des Auftreffens erhöhten Energieniveau einhergeht, entstehen besonders leicht bleibende Einprägungen. Im einzelnen ist die Chance einer Prägung dann größer, wenn das physische Trauma mit einem emotionalen Trauma zusammentrifft, wenn sich jemand in einem besonders gespannten emotionalen Zustand wie Angst oder Ärger befindet oder wenn die energetischen Felder erschöpft sind und kaum noch Elastizität aufweisen, wie in Zeiten der Depression, Unterernährung oder extremer Müdigkeit. Die Kombination verschiedener, gleichzeitig auftretender Streßreize begünstigt das Zerreißen des subtilen Körpers. Ein in solchen Zeiten erhöhter oder veränderter Schwingung eintretendes Trauma kann dauerhaft werden, auch wenn der Körper wieder zu seinem normalen Energieniveau zurückfindet.

Es ist ungefähr so, als wenn man Wäsche aus einem heißen Trockner nimmt und zerknittert liegenläßt; die Falten bleiben im Gewebe zurück. Manchmal verschwinden sie beim Tragen, manchmal muß man das Kleidungsstück erneut erhitzen und ausbügeln. In unseren Körpern lösen sich manche Einprägungen durch die Bewegungen des Körpers im normalen Tagesverlauf von selbst. Manchmal aber braucht der Körper ein höheres Energieniveau, um die "energetischen Falten" auszubügeln. Eine Möglichkeit, die Energie zu verstärken, ist der Aufbau eines stärkeren Energiefeldes durch sorgfältig angesetzten Zug oder Druck.

Untersuchung

Bei der Untersuchung des energetischen Hintergrunds stellen sich zwei Aufgaben. Die erste besteht darin, den physischen Körper soweit zu beruhigen, daß wir die tieferen Energiemuster wahrnehmen können. Die zweite ist, "den Druckpunkt" im Energiefeld selbst zu finden, damit wir vorherrschende Wellenformen erkennen können. Das erreichen wir durch einen Zug-Angelpunkt an den Beinen oder einen Druck-Angelpunkt an den Schultern.

Um die Hintergrundfelder durch die Schultern zu erreichen, sitze ich am Kopf des Massagetisches, lege meine Hände bequem aber fest auf die Schultern des Klienten und drücke sanft in Richtung auf die Füße, bis der energetische Kontakt hergestellt ist.

Während ich drücke, bewegt sich der Körper unter meinen Händen und läßt sich bis zu einem bestimmten, vom angewandten Druck abhängigen Punkt zusammendrücken. Das ist der Punkt des Kontaktes. Wenn ich den physischen Körper auf diese Weise überwunden habe, gebe ich etwas mehr Druck, um so meine Verbindung zu den Energiefeldern aufzubauen. Wenn ich guten Kontakt mit der Energie habe, halte ich einfach den Druck.

Jetzt bin ich in der Lage, eventuelle unnormale Wellen aus dem Körper des anderen in meinen Händen zu spüren.

Den energetischen Hintergrund ins Gleichgewicht bringen

Es gibt verschiedene Wege, schlechte Schwingungsmuster aus dem Hintergrundfeld zu entfernen bzw. sie zu reduzieren. Einer ist, sie durch ein stärkeres, klareres Energiefeld aufzuheben. Ein anderer besteht darin, dem anormalen Muster ein neues Kraftfeld anzupassen und es zu halten. Wenn es eine gute Anpassung ist, vermindert sich das Muster und löst sich auf.

Die dritte Methode ist, eine essentielle Verbindung zu dem Muster selbst herzustellen und es zu verankern, wenn der Energiekörper versucht, sich zurückzuziehen. Es ist nicht ungewöhnlich, daß das Problem unmittelbar nach der Anwendung solcher Balancing-Techniken unverändert weiterzubestehen scheint. Sind jedoch einige Wochen vergangen, werden wir feststellen, daß die ursprünglichen Muster entweder verschwunden oder zumindestens stark reduziert sind, und der Klient wird bemerken, daß er oder sie sich viel besser fühlt. Um schon lange bestehende Muster zu verbessern, ist manchmal eine Reihe von Sitzungen notwendig.

Fallbeispiele

Ich hatte die Gelegenheit, einen Mann zu untersuchen, der dreizehn Monate vorher unverletzt einen Autounfall überstanden hatte, bei dem sein Wagen sich über eine Böschung überschlagen hatte. Er war medizinisch versorgt worden, und außer einigen Prellungen wurden keine wesentlichen körperlichen Verletzungen festgestellt. Trotzdem litt er seit dem Unfall unter ständigen Schmerzen. Bei der Untersuchung fand ich in seinem physischen Körper keinerlei Ursachen für den Schmerz, ebensowenig in den Bewegungsendpunkten der Gelenke. Die Diagnostik nach der traditionellen chinesischen Medizin brachte ebenfalls keinerlei Hinweise auf die Ursachen seines Schmerzes. Als ich jedoch sein energetisches Hintergrundfeld untersuchte, fand ich einen starken, in sich gedrehten Energiefluß von der rechten Brustseite zur linken Seite des Unterbauches. Dieser Energiefluß quer durch den Körper repräsentierte die Drehkraft, der der Körper ausgesetzt war, als sich das Auto überschlug.

Nachdem ich die sich drehenden Energieströme erst einmal gefühlt hatte, blieb ich mit dem Feld in Kontakt und erzeugte ein etwas stärkeres Kraftfeld in seinem Körper, indem ich den Zug an seinen Beinen verstärkte. Während ich dieses stärkere Feld aufrechterhielt, entstand ein Gegenzug-Effekt in dem in sich gedrehten Energiefluß selbst. Ich verankerte das neue Feld, bis sich die Gegenkraft setzte. Nachdem das geschehen war, löste ich nach und nach meinen Griff im Energiekörper, dann im physischen Körper und legte schließlich seine Beine auf den Tisch. Unmittelbar nach diesem Zero Balancing hatte der Mann ein starkes Gefühl des Geerdetseins und der Ruhe. Als ich ihn zwei Tage später wiedersah, sagte er, daß er seit der Behandlung schmerzfrei sei, es ihm gut ginge und er sich innerlich ruhig fühle. Bei der Untersuchung des Energiefeldes stellte ich fest, daß die drehenden Ströme weg waren. Ich weiß aus Erfahrung, daß es stärkere Muster mit unterschiedlich schwerer Auflösbarkeit gibt und daß es oft für ihre Heilung eine Reihe von Balancing-Sitzungen braucht.

Wenn Einprägungen aus dem Energiekörper entfernt werden, tauchen oft Erinnerungen an vergangene Ereignisse, die mit der ursprünglichen Verletzung zu tun haben, auf. Die Einprägung einer

Schwingung im Körper ist eine Grundlage für das Phänomen muskulärer Erinnerung. Wenn diese Schwingungen aus ihrer Verkapselung befreit werden, ist die Erinnerung ein Indiz für eine erfolgreiche Behandlung.

Einmal entdeckte ich bei der Untersuchung und Behandlung eines Patienten in der Höhe seiner Hüfte eine Einkerbung im Energiekörper. Es war jener Typ von Asymmetrie, der durch einen seitlichen Stoß hätte entstehen können. Ich fragte ihn, ob er irgendwann einmal einen Stoß in dieser Gegend bekommen hätte, was er verneinte. Am nächsten Tag erzählte er mir, daß er später am Abend sich an ein bestimmtes Ereignis erinnert hätte. Bei einem Football-Spiel hatte ihn ein gegnerischer Spieler mit der Schulter genau an jener Stelle getroffen, die ich entdeckt hatte, und zwar, als er gerade hochgesprungen war, um einen Paß aufzufangen. Er machte damals die Beobachtung, daß man beim Spielen völlig ausgeliefert ist, wenn man einmal den Boden unter den Füßen verloren hat. Jetzt erinnerte er sich deutlich daran, daß er sich damals gesagt hatte: "Ich will nie wieder so verwundbar sein!" Er hatte diese zugrundeliegende Erfahrung bis zu der Nacht nach der Behandlung vergessen.

Im weiteren Gespräch traten zusätzliche relevante Informationen zu Tage. In den vergangenen zwanzig Jahren (er war jetzt vierundvierzig Jahre alt) hatte er in seinen Beziehungen Schwierigkeiten bei der Entwicklung von emotionaler Nähe und Intimität gehabt. Diese Unfähigkeit hatte zum Scheitern einer Reihe von Beziehungen geführt. Ich sah diesen Mann sechs Monate später; er sagte, daß er sich seit der Behandlung "verwundbarer" fühlte und sich seine jetzige Beziehung merklich verbessert hätte. Er war seiner Partnerin gegenüber offener und ihr näher als jemals zuvor. Es war, als ob das Verbot, nie wieder verwundbar zu sein, daß er sich damals bei der Verletzung erteilt hatte, sich über sein gesamtes emotionales Leben ausgebreitet hatte. Nachdem die energetische Einprägung gelöst war, schien das Verbot seine Wirksamkeit verloren zu haben und sein Gefühlsleben sich deutlich zu verbessern.

Schlußfolgerungen

An diesem Fall werden verschiedene Prinzipien deutlich. Das erste ist, daß eine Traumatisierung tendenziell eine stärkere Einprägung hinterläßt, wenn der Betreffende sich in einem Zustand physischer Bewegung befindet. Während der Bewegung ist der Energiekörper gestreckt. Wird er in diesem Zustand getroffen, kann die Schwingung eingeschlossen werden, wenn sich der Körper wieder zusammenzieht. Immer dann, wenn unser ganzes Energiefeld sich aufgrund anderer Streßreize wie Scheidung, Todesfall in der Familie oder Genesung von einer schweren Krankheit ohnehin schon in Aufruhr befindet und wir dann einem Trauma ausgesetzt sind, sind die energetischen Einprägungen komplizierter und schwerer wieder aufzulösen.

Als weiterer Grundsatz gilt, daß die Auswirkungen eines Stoßes davon abhängen, welche Gegend des Körpers getroffen wurde. Handelt es sich um eine allgemeine Quetschung, bleibt der Abdruck im Energiefeld; wenn der Aufprall direkt über einem Meridian war, kann die Verletzung tiefer ins System eindringen. Wird jemand an einem festen Organ, z.B. der Milz, getroffen, so kann es reißen. Wenn der Schlag ein Gelenk oder einen langen Knochen trifft, so kann ein Bruch oder eine Knochenverletzung die Folge sein. Natürlich können mehrere Ebenen der Verletzung zur selben Zeit betroffen sein.

Im alten China machte man einen Unterschied zwischen einem Pferdetritt und einem Kameltritt. Ein Pferdetritt führte typischerweise zu einer akuten Verletzung, die am Anfang schwer war und in den folgenden Tagen oder Wochen ausheilte. Ein ähnlich starker Kameltritt wirkte am Anfang oft nicht so schlimm, aber ging dann allmählich mit zunehmenden Symptomen über die folgenden Wochen und Monate, die den Körper sowohl somatisch wie psychosomatisch in Mitleidenschaft zogen, tiefer.

Die Energie des harten Pferdehufs wird direkt im physischen Körper absorbiert; sie bleibt lokal und ruft unmittelbare körperliche Reaktionen hervor. Die Energie des weicheren Kamelhufs mischt sich mehr in den Körper des Getretenen, schwelt, ohne die körperlichen Abwehrmechanismen zu stimulieren, und breitet sich durch die Energiesysteme zu den Organen und zur Psyche hin aus.

Untersuchung spezifischer Energiefelder

Genauso wie die allgemeinen, können wir auch spezifische Energiefelder untersuchen. Häufig wirkt es bei durch seitliche Krafteinwirkung hervorgerufenen Knieverletzungen so, als sei der Energiekörper "aus der Bahn geworfen". Angenommen, jemand hat einen kräftigen Schlag auf die Außenseite des Knies bekommen, allerdings nicht stark genug, um Schaden anzurichten, der in einer medizinischen Diagnose feststellbar wäre. Der Zeitpunkt der Verletzung kann Monate oder sogar Jahre vor der Untersuchung liegen. In solchen Fällen zeigt die körperliche Untersuchung und auch die Röntgenuntersuchung keine krankhaften Veränderungen, obwohl das Knie schmerzt und sich unstabil anfühlt.

Über die typische medizinische Untersuchung hinaus untersuche ich die Energie im Knie, indem ich meine Hände auf beide Seiten des Gelenks lege und auf die Gefühle in jeder Hand achte. Wenn der Schlag das Knie von außen getroffen hat, habe ich in der äußeren Hand oft ein Gefühl von Einbuchtung, Leere, Mangel an Vitalität und vielleicht Kühle. Das Gefühl in der anderen Hand ist Fülle, vielleicht der Eindruck von einer Ausbuchtung und wahrscheinlich leichte Wärme.

Ich lege meine Hände auf Innen- und Außenseite des Oberschenkels und führe sie dann mit festem Kontakt über das Kniegelenk bis zum Unterschenkel. Oft entsteht der Eindruck, daß beide Seiten des Ober-schenkels gleich sind, symmetrisch, angenehm warm und voll. Wenn sich die Hände weiter nach unten bewegen, entsteht in der äußeren Hand ein Gefühl der Leere, wenn sie über dem Knie ist und dann zurückkehrender Fülle, wenn sie zum Unterschenkel geht. An der inneren Hand ist das Gegenteil der Fall. Es ist, als wenn die

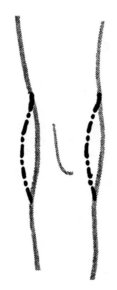

"Der Energiekörper ist aus der Bahn gekommen".

Energieströme, die den Oberschenkel hinunterfließen, am Knie aus der Bahn gedrückt wären und erst darunter oder darüber zurückkämen. Eine zusätzliche Möglichkeit, eine solche Verletzung zu untersuchen, ist, beide Hände in einem Abstand von ungefähr 2 cm über der Haut von der Mitte des Oberschenkels langsam abwärts zu bewegen und dabei die Felder abzutasten. Wiederum treten gewöhnlich Gefühle von Leere und Kälte an der äußeren Hand und Fülle und Wärme an der inneren Hand auf.

Das Behandlungsprinzip für solche verzerrten Energiefelder ist ähnlich den schon früher besprochenen. Ich erzeuge ein stärkeres Energiefeld, indem ich am leicht gebeugten Knie ziehe, Kontakt zum Energiefeld herstelle und den Angelpunkt für ungefähr 15 - 20 Sekunden halte. Ich kann auch meine Hände auf beide Seiten des Knies drücken und direkt mit der Energie im Knie arbeiten. Ich warte, bis sich das Feld zwischen meinen Händen stabilisiert hat, und führe es dann in das richtige Muster zurück.

Zusammenfassung

Es gibt viele Arten, die Energiefelder des Körpers zu untersuchen und mit ihnen zu arbeiten. Ein großer Vorteil des Gebrauchs der Hände bei der Energiearbeit ist, daß der Tastsinn für die meisten Menschen bestätigenden Charakter hat. Wir trauen dem, was wir fühlen, und das macht die Erfahrung "faßbar".

Es braucht Übung, seinen Tastsinn so weit zu entwickeln, daß man Kontakt zum Energiekörper bekommt, und viele Menschen trauen ihrem Gefühl erst, wenn sie ein Feedback von anderen bekommen. Es ist jedoch möglich, ein direktes Feedback über die Energiebewegung zu bekommen, indem man die Reaktionen des Klienten beobachtet. Im nächsten Kapitel wollen wir einige dieser objektiven Anzeichen untersuchen und beschreiben, was sie hinsichtlich des Energiekörpers anzeigen.

---

[1] Im Englischen gibt es einen recht anschaulichen Ausdruck dafür:
"To take up the slack' (Das "Schlaffe", "Lose"; den "Druckpunkt" nehmen. A. d. Ü.)

[2] Die folgende Systematik unterscheidet sich grundsätzlich von der der westlichen Anatomie. Auf eingeführte Fachausdrücke wie Junktionen, Artikulationen, Haften etc. wurde deshalb weitgehend verzichtet (A. d. Ü.).

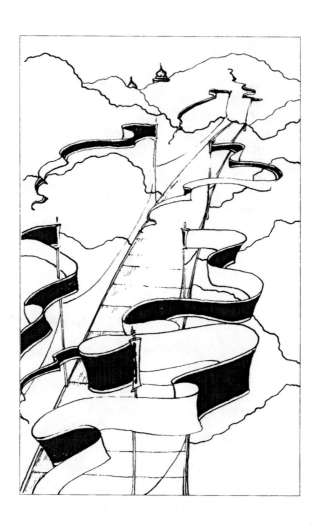

Kapitel 4

BRÜCKEN DER REAKTION

"Ein Mensch kann nicht nicht reagieren"

In vielen Energie- und Körperarbeitssitzungen wie Akupunktur, Zero Balancing, Akupressur, Feldenkrais, Massage und Meditation, stellte ich bestimmte Reaktionen fest, die unabhängig von der angewandten Methode auftraten. Es wurde deutlich, daß diese Reaktionen Ausdruck des inneren Prozesses des Klienten waren. Ein Verständnis der Reaktionen würde helfen, den aktuellen Prozeß des Klienten zu verfolgen.

Mein Interesse an diesen Reaktionen und ihrer Bedeutung entstand, bevor ich mir der Welt von Energie und Schwingungen bewußt wurde. Nur wurde mir erst, nachdem ich begonnen hatte, die östlichen und westlichen Lehren miteinander in Verbindung zu bringen, deutlich, daß diese Reaktionen nur auftraten, wenn der Energiekörper in bestimmter Weise angesprochen wurde. Sie waren Teil der Gesamtreaktion auf *Essential Touch*.

Begriffsbestimmungen

Bevor ich diese Beobachtungen darstelle, muß ich bestimmte Begriffe und Grundsätze darlegen, die in meiner Arbeit mit dem subtilen Körper von Bedeutung sind.

Geteilte Aufmerksamkeit

Bei der Energiearbeit teile ich meine Aufmerksamkeit. Im Alltagsleben ist das ein vertrauter Geisteszustand: Er tritt immer dann auf, wenn wir mit zwei oder mehr Aktivitäten zur selben Zeit beschäftigt sind, z. B. gilt beim Autofahren ein Teil unserer Aufmerksamkeit dem Fahren selbst, während wir mit einem anderen Teil unseres Bewußtseins die Landschaft betrachten, über die Arbeit oder Zuhause nachdenken oder Radio hören. Würden wir versuchen, all diese Dinge gleichzeitig von einer einzigen Bewußtseinsebene zu tun, kämen wir in ziemliche

Schwierigkeiten. Indem wir unser Bewußtsein sich teilen lassen, sind wir imstande, zur selben Zeit mit verschiedenen "Datensammlungen" umzugehen. Bei der Arbeit mit dem subtilen Körper ist unsere Aufmerksamkeit, unsere Energie, in erster Linie auf die Berührung gerichtet und in zweiter Linie auf die Beobachtung und Wahrnehmung der Reaktionen des Klienten.

Energetische Verbindungen können abbrechen, wenn unsere Gedanken abschweifen oder irgendwo fokussiert sind. Energie folgt den Gedanken. Wenn wir uns auf die Beobachtung des Klienten konzentrieren, verlieren wir leicht die energetische Brücke durch unsere Hände. Wenn wir dagegen lernen, unsere Aufmerksamkeit zu teilen, können wir mit der doppelten Information umgehen und trotzdem unsere essentielle Verbindung aufrechterhalten.

Der beobachtende Zeuge

Wenn im Zustand geteilter Aufmerksamkeit ein Teil des Verstandes als objektiver Beobachter genutzt wird, so nenne ich ihn den "Zeugen". Der Zeugenstand impliziert, daß sich der Beobachter in einem Zustand völliger Objektivität befindet, während er den Ereignissen zusieht. Der Zeuge ist unkritisch, (vor-)urteilsfrei, ohne Erwartungen, und er ist nicht mit aktiven Denkprozessen befaßt. Der Zeuge beeinflußt nicht den Prozeß oder interagiert in irgendeiner Form mit der Umgebung. Es gibt keine energetische Verbindung.

Von diesem Standpunkt des Zeugen aus nehmen wir mehr Informationen vom Klienten auf, als wenn wir unsere Aufmerksamkeit fokussieren und darauf warten, daß ein bestimmtes Ereignis auftritt. In jeder Situation gibt es viele mögliche Reaktionen, und wenn wir zu genau auf eine bestimmte Reaktion achten, können wir andere übersehen. Die energetische Reaktion kann sichtbar, hörbar, fühlbar, oder zu riechen sein. Mit diesem Zeugen können wir eine ganze Reihe von Reaktionen gleichzeitig verfolgen, ohne den Lauf der Dinge merklich zu beeinflussen. Wir wissen im voraus nicht, wie jemand auf Bewegungen von *Chi* reagiert. Wenn wir aber eine "Karte vom Gelände" im Kopf haben, können wir die Bedeutung einer Reaktion einschätzen und sie als Wegweiser für unsere Interaktionen nehmen. Unser Zeuge muß nicht irgendwelche Bedeutungen "rauskriegen" und dabei Gefahr laufen, den energetischen Kontakt zu verlieren.

Für den Zeugenstand braucht man "weiche Augen". Das Prinzip

der weichen Augen besteht darin, daß wir Informationen zu uns kommen lassen, statt danach zu verlangen oder zu starren ("harte Augen"). Wir kennen alle das Gefühl angestarrt zu werden. Bei dieser Art zu sehen, entsteht ein Energiefeld, das sich auf den Klienten auswirkt und den Prozeß beeinflußt. Weiche Augen gestatten es uns, Informationen zu bekommen, ohne aufdringlich zu sein oder das Ergebnis zu beeinträchtigen.

Wirksamer Zustand

Wir gehen davon aus, daß sich der Körper normalerweise in einem Zustand von relativem Gleichgewicht und Homöostase befindet. Tatsächlich ist er ständig in einem Zustand von Wandel und Bewegung, aber wir sind uns der Tausenden von kleinen unterschwelligen Veränderungen, die regelmäßig auftreten, kaum bewußt. Wenn der physische und der Energiekörper in Harmonie miteinander sind, machen wir die Erfahrung von "Ausgeglichenheit".

Wenn wir einen Energiefluß anregen und seine Bewegung innerhalb des Körpers verändern, kommt es zu inneren Verschiebungen, weil der Betreffende sich diesen Veränderungen anpaßt und ein neues Gleichgewicht herstellt. Diese Periode der inneren Umordnung in Reaktion auf eine energetische Verschiebung ist das, was ich "wirksamer Zustand" nenne; das bedeutet, daß Körper, Geist und Seele während bzw. in der Folge einer Verschiebung des Gleichgewichts oder der Energie reagieren, um sich neu zu organisieren und zu integrieren.

Veränderte Bewußtseinszustände

Menschen im "wirksamen Zustand" haben häufig veränderte Wahrnehmungen. Das können Gefühle tiefer Klarheit und Ruhe sein oder der Eindruck, daß ihre Körpergestalt sich verändert, vielleicht das Gefühl zu fließen oder außerhalb ihres Körpers zu sein oder sogar zu verschwinden. Zeit und Raum sind oft verzerrt, fünfzehn Minuten können wie zwei oder drei Stunden oder wie ein oder zwei Minuten erscheinen.

Diese veränderten Perspektiven und die Verzerrung von Zeit und Raum sind nicht störend, weil sie eigentlich auch Teil unserer Alltagserfahrung sind. Verzerrung von Zeit und Raum ist uns allen vertraut: Wie schnell ist ein guter Film zu Ende, wie langsam ein langweiliger Vortrag. Dieselbe Zeit-Raumverschiebung tritt auf, wenn wir eine bekannte Strecke fahren. Plötzlich stehen wir zu Hause vor der Garage und können uns an den Heimweg nicht erinnern.

In Therapien, die dem Energieausgleich dienen, hat der wirksame Zustand eine besondere Bedeutung. Es ist eine der Gelegenheiten, bei denen Heilung stattfindet. Wenn jemand sich in einem veränderten Bewußtseinszustand befindet, heißt das, daß er von seinem gewöhnlichen Bewußtsein ein Stück weit entfernt ist. Dieses aber enthält immer neben anderen Dingen auch eine geistige Schöpfung des Ungleichgewichts. Jedes Konzept, jede Vision und jede neurologische Einprägung eines Ungleichgewichts verfestigt das Problem und gibt ihm Form. Wenn zu demselben Zeitpunkt, an dem Körper, Geist und Seele die Erfahrung eines besseren Gleichgewichtszustandes machen (z. B. über einen Angelpunkt), der Bewußtseinszustand verändert ist, dann findet eine energetische und erfahrungsmäßige Umprogrammierung des Ungleichgewichts und der Krankheit und damit ein Moment von Heilung statt.

Auch wenn der Klient sich später an kein besonderes Gefühl oder keine besondere Erfahrung erinnnert, kann unser Zeuge beobachten, daß er im wirksamen Zustand war. Gewöhnlich sind diese Verschiebungen in Körper, Geist und Seele unbewußt und können zwar von einem Außenstehenden wahrgenommen, nicht aber von dem Menschen selbst erinnert werden. Wenn wir die Anzeichen einer energetischen Verschiebung (wirksamer Zustand) festgestellt haben, wissen wir, daß etwas ausgelöst worden ist, unabhängig von einer für den Klienten bewußten Erfahrung oder Erinnerung.

Wandel und Trägheit

Es gibt zwei widersprüchliche Naturgesetze. Eins besagt, daß alles sich in einem Zustand der Veränderung befindet, das andere, das Gesetz der trägen Masse, postuliert die Eigenschaft aller Dinge, sich nicht aus sich heraus zu verändern, genauer: Ein Körper bewegt sich so lange in dieselbe Richtung, bis von außen eine Kraft auf ihn einwirkt.

In einem frühen Stadium meiner chiropraktischen Ausbildung lernte ich "ein Gelenk zu verändern". Wenn jemand ein Problem mit einem Gelenk hatte, für das manuelle Therapie indiziert war, bestand das Prinzip darin, eine Kraft auf das Gelenk wirken zu lassen, die direkt die Beziehungen der betroffenen Strukturen veränderte. Obwohl diese Behandlungen sehr effektiv waren, wurden mir Alternativen zu dieser direkten Vorgehensweise deutlich, als ich die Prinzipien von Bewegung aus einer energetischen Sichtweise zu verstehen begann.

Nehmen wir an, es gibt ein Ungleichgewicht in einem Gelenk. Wenn ich einen Angelpunkt innnerhalb des Gelenkes ansetze, eine essentielle Verbindung herstelle und das Gelenk in diesem Gleichgewicht halte, erzeuge ich eine Situation von Nicht-Veränderung, sowohl auf der körperlichen wie auf der energetischen Ebene. Wenn ich diesen Zustand der Balance erhalte und Veränderungen unterbinde, fordere ich den Körper heraus, mit dem Prinzip "Dinge sind immer in Veränderung" zu antworten. Etwas wird anfangen, sich in Beziehung zum Angelpunkt zu bewegen. Ich verstärke Bewegung und energetische Verschiebung um meinen Angelpunkt; dies geschieht sowohl lokal als auch in anderen zum betroffenen Gelenk in Beziehung stehenden Regionen des Körpers. Ich halte dieses Gleichgewicht, bis ich Anzeichen des wirksamen Zustands sehe oder bis andere Signale mich veranlassen, meinen Griff zu lockern.

Wenn ich meine Hände zurücknehme, gewöhnlich nach zehn bis dreißig Sekunden, und das Gelenk erneut untersuche, hat sich seine Funktion in der Regel verbessert. Dies stellt eine energetische Verschiebung dar, die sich dem Klienten als ein Gefühl von "etwas ist besser geworden" mitteilt.

Wenn ich einen Angelpunkt erzeuge und ihn in einem Zustand der Nichtveränderung halte, verändert sich der Körper selbst um meinen statischen Punkt. Je mehr wir in einem sich ständig in Bewegung befindlichen System an einer Stelle unbeweglich werden, desto stärker wirken wir auf die Bewegung in einem anderen Teil des Systems ein. Die bei der Anpassung auf den Angelpunkt auftretenden Veränderungen gehen von körpereigenen, energetischen, psychologischen und physiologischen Mechanismen aus. Sie sind organischer als von außen angeregte Veränderungen. Nach meiner Erfahrung sind solche Verschiebungen länger anhaltend und haben weiterreichende Auswirkungen für den Menschen als durch direkte Manipulation von außen hervorgerufene Veränderungen.

Beobachtbare Reaktionen in der Therapie

Vor dem Hintergrund der vorangegangenen Definitionen und Arbeitsprinzipien wollen wir jetzt die Reaktionen desjenigen, der Energiearbeit erfährt, betrachten. Es gibt größere und kleinere beobachtbare Signale, die den wirksamen Zustand anzeigen. Dabei muß betont werden, daß kein einziges dieser Signale regelhaft als Reaktion auf eine energetische Stimulierung auftritt. Es gibt eine ganze Reihe von Möglichkeiten, und unsere Aufgabe besteht nur darin zu verfolgen, was passiert. Wir forcieren niemals eine bestimmte Reaktion.

Zu den wichtigsten Kennzeichen gehören die Augen, der Atem und die Vitalität der Stimme. Bestimmte Farben, Geräusche, Gerüche, Körperbewegungen und atmosphärische Veränderungen liefern weitere Hinweise.

Die Augen

Die erste Gruppe von wegweisenden Reaktionen betrifft Veränderungen in den Augen und Augenlidern. Ich bevorzuge in der Energiearbeit bei meinen Klienten auch deshalb die Rückenlage, um solche Reaktionen besser beobachten zu können. Der eine schließt die Augen, der andere läßt sie offen. Da wir nur Zeuge der natürlichen Reaktionen des betreffenden Menschen sind, fordern wir den Klienten nicht auf, die Augen zu öffnen bzw. zu schließen. Der Klient soll das tun, was für ihn angenehm und natürlich ist, und wir müssen lernen, jede Reaktion "lesen" zu können.

Nehmen wir an, der Klient liegt mit geöffneten Augen auf dem Tisch. Bis er sich entspannt hat, können wir keine energetisch bedeutenden Informationen gewinnen. Er guckt vielleicht den Therapeuten an oder betrachtet irgendwelche Gegenstände im Raum oder auch nichts Besonderes. Kommt der Klient mehr zur Ruhe, werden die Augen weicher und fangen vielleicht an, wie geistesabwesend herumzuwandern. Oft schließen sie sich dann nach einigen Augenblicken.

Signale der geschlossenen Augen

Das wichtigste Zeichen für den wirksamen Zustand bei geschlossenen Augen sind schnelle Augenbewegungen (REM = Rapid Eye Motion). Sie werden als schnelles Flattern des Augenlids sichtbar. Wenn Du Dir nicht sicher bist, wie REM aussieht, bitte jemanden, die Augen zu schließen und nach oben zur Stirn zu gucken. Es wird ein feines Flattern in den Augenlidern entstehen. Das ist ein REM-Flattern.

REM zeigt einen veränderten Bewußtseinszustand an und tritt normalerweise während der Traumphasen im Schlaf auf. Obwohl Studien gezeigt haben, daß die Alphawellenaktivität im Gehirn mit REM einhergeht, ist meine Erfahrung, daß REMs nicht immer auf eine Alphawellenaktivität schließen lassen. In der Energiearbeit treten sie häufig auf, ohne daß sich im EEG eine Zunahme der Alphawellenaktivität nachweisen läßt.

In der Energiearbeit gibt es keinen direkten Zusammenhang zwischen der REM-Dauer und der Tiefe und Dauer des Reizes. Bei der Akupunktur verfällt die Versuchsperson beim Setzen der Nadel oft in spontane REMs. Bleibt die Nadel für fünfzehn oder zwanzig Minuten an ihrem Platz, treten während dieser Zeit wiederholt REM-Phasen auf. Wird der Akupunkturpunkt für ein oder zwei Sekunden stimuliert und die Nadel dann entfernt, kann es passieren, daß die Versuchsperson noch einige Minuten lang wiederholte REM-Zustände erlebt, vorausgesetzt, sie kann ungestört liegenbleiben. Manchmal hören die REM-Phasen auch sofort auf, wenn die Nadel entfernt wird. Reaktionen können über das Ende der Stimulierung hinaus anhalten oder auch nicht. Wenn die Versuchsperson mit geschlossenen Augen daliegt, kann es vorkommen, daß sich der Augapfel unter dem Lid von einer Seite zur andern bewegt. Dies ist weder REM noch indiziert es den wirksamen Zustand. Die Versuchsperson bewegt sich innerhalb des normalen Bewußtseins. Wenn sie sich der Entspannung hingibt, hören diese Bewegungen auf.

Signale der offenen Augen

Wenn jemand seine Augen geöffnet hält, nachdem wir eine essentielle Verbindung hergestellt haben, tritt in der Regel eine von den drei folgenden Reaktionen auf:

Die erste ist ein "fixiertes Starren". Die Augen können eben noch umhergeschweift sein oder weich zur Decke geblickt haben, während sie jetzt plötzlich anhalten und der Blick sich auf einen bestimmten Punkt heftet. Dieses fixierte Starren kann einige Sekunden oder auch etliche Minuten dauern, bevor die Augen wieder weich werden und erneut anfangen, umherzuschweifen. Es ist wie bei einem Soldaten, der nacheinander auf "Still gestanden" und "Rührt Euch" reagiert.

Die zweite mögliche Erscheinung ist ein "glasiges Aussehen" des Augapfels. Die Augen können eben noch glänzend und wach gewesen sein und im Moment der Kontaktaufnahme zum Energiekörper glasig, dumpf, leer und flach werden. Es ist, als sei das Bewußtsein von den Augen zurückgezogen und "niemand zu Hause". Dieser glasige leere Ausdruck kann wiederholt während einer Sitzung auftreten und Sekundenbruchteile oder Minuten andauern. Wenn am Ende einer Sitzung dieser Ausdruck in den Augen anhält, können wir davon ausgehen, daß der Klient immer noch in einem veränderten Bewußtseinszustand ist. Im Zuge normaler Aktivitäten wird dieser Zustand allmählich von selbst verschwinden. Wenn dagegen völlige Wachheit nötig ist, z. B. um Autofahren zu können, läßt sich der normale Bewußtseinszustand leicht wiederherstellen, indem man die Versuchsperson auffordert, eine zielgerichtete Handlung auszuführen. Das kann alles mögliche sein, angefangen von einmal durch den Raum gehen bis zum Führen einer Unterhaltung.

Die dritte häufig vorkommende Reaktion ist ein "plötzlicher Augenschluß". In diesem Fall befindet die Versuchsperson sich in Ruhe, die Augen sind weich und gucken vielleicht absichtslos im Raum herum. Die Augenlider blinzeln in normalen Zeitabständen. In dem Moment, wo wir mit unserer Stimulierung Kontakt zur Energie des Klienten bekommen, können die Augenlider schlagartig geschlossen werden, so als hätte jemand ein Rollo heruntergezogen. Die Augen bleiben für vielleicht fünf bis zehn Sekunden geschlossen und werden dann so plötzlich geöffnet, als wenn das Rollo nach oben schnappt. Dann setzt wieder das normale Blinzeln ein. Bei der nächsten Stimulierung kann wieder dieses plötzliche Augenschließen, gefolgt von plötzlichem Öffnen und normalem Blinzeln auftreten. Diese Bewegung der Augenlider ist sehr auffällig und unterscheidet sich deutlich vom normalen Blinzeln.

In der Energiearbeit ist die Veränderung des Pupillendurchmessers kein Hinweis auf den wirksamen Zustand. Die Pupillen behalten ungeachtet eines essentiellen Kontaktes ihre Größe bei und verändern sich auch nicht, wenn andere Augensignale auftreten.

Atemmuster

Das zweite wichtige Kriterium, das es bei der Energiearbeit zu beachten gilt, ist das Atemmuster. Die Atmung ist die einzige Körperfunktion, die sowohl dem willkürlichen wie dem autonomen Nervensystem gehorcht; sie stellt somit eine Schlüsselverbindung zwischen dem Bewußten und dem Unbewußten dar. Der Atem ist eine primäre Quelle unserer Energie und Schwingung. In der Energiearbeit ist die Veränderung des Atemmusters ein direktes Anzeichen für energetische Veränderungen im Körper.

Wenn ich während einer Therapiesitzung den Atem beobachten will und wenn jemand bewußt seine Atmung in einer Weise manipuliert, von der er annimmt, sie sei "richtig" -so wie z.B. "in eine be-stimmte Region atmen" oder "die Spannung wegatmen"-, dann bitte ich den Klienten ausdrücklich darum, normal zu atmen. Ich sage nicht, daß ich vorhabe, das Atemmuster zu beobachten, denn das würde den Klienten selbstkritisch machen und dadurch die spontanen Reaktionen stören. Mein Vorschlag ist einfach, normal zu atmen, sich zu entspannen und die Sitzung zu genießen. Bei der Beschreibung des Atemmusters werden verschiedene spezielle Ausdrücke benutzt:

• "Hyperpnoe" bezeichnet einen tiefen Atemzug. Hyper heißt übermäßig oder übertrieben und pnoe Atem, Hauch.

• "Hypopnoe" bezeichnet einen flachen Atemzug, hypo heißt weniger.

• "Relatives Apnoe" bezeichnet ebenfalls einen flachen Atemzug und ist sinngemäß das gleiche wie Hypopnoe.

• "Apnoe" heißt wörtlich ohne Atem. Durch die Kleidung sieht es oft so aus, als würde die Versuchsperson nicht atmen, und deshalb wird der Ausdruck Apnoe für dieses Atemmuster benutzt. Tatsächlich wäre Hypopnoe korrekter.

Flache Atemzüge treten gewöhnlich in einer Serie auf, wobei sich Tiefe und Geschwindigkeit der Atmung verringern. Die Hyperpnoes treten dagegen vereinzelt auf und haben folgerichtig nur etwas mit der Tiefe des Atems zu tun.

Der Atemzyklus

Die Versuchsperson liegt auf dem Rücken, und unser "Zeuge" ist aufmerksam. Wenn die Person sich entspannt und in der Sitzung "ankommt", wird der Atem gewöhnlich gleichmäßig, etwas langsamer und flacher. Bevor ein entspanntes Atemmuster erreicht ist, gibt es nur wenig interessante Informationen. Hat das normale Atemmuster aber erst einmal eingesetzt, werden wir aufmerksam für kleine Veränderungen. Der "Atemzyklus" ist eine unwillkürliche Reaktion und besteht typischerweise aus einem Zyklus relativer Atemlosigkeit, gefolgt von einem tiefen Atemzug. Der atemlose Zyklus ist von unterschiedlicher Dauer, vielleicht zehn bis dreißig Sekunden, gefolgt von einem tiefen Einatmen und daran anschließender Rückkehr zum normalen

Atemmuster. Ist das normale Atemmuster des betreffenden Menschen ohnehin schon langsam und flach, können wir die Phase relativer Atemlosigkeit durch die Kleidung manchmal nicht feststellen, sondern bemerken nur das tiefe Atmen am Ende des Zyklus. In anderen Fällen, bei einem sehr leichten wirksamen Zustand, kann der Abschluß des Zyklus auch nur in einem leichten Schniefen bestehen. Ich unterstelle, daß ein "frei stehender" tiefer Atemzug oder ein Schnaufen den Abschluß eines Arbeitszyklus anzeigt, und nehme an, daß mein "Zeuge" die Phase relativer Atemlosigkeit übersehen hat.

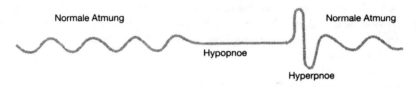

Normale Atmung   Normale Atmung

Hypopnoe

Hyperpnoe

Die Beziehung zwischen Atemmuster und Stimulierung bzw. *Essential Touch* unterliegt gewissen Variationen. Meist vergehen ein, zwei oder drei normale Atemzüge nach der Stimulierung, bevor die Phase eingeschränkter Atmung beginnt.

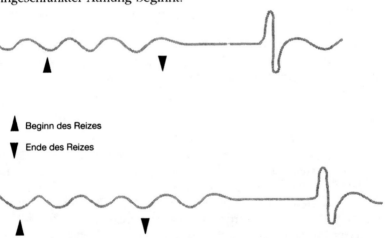

▲ Beginn des Reizes

▼ Ende des Reizes

Es ist auch möglich, daß sich die Reaktion erst auf eine Folge von Reizen entwickelt. So kann der erste Reiz eine leichte Apnoe verursachen, aber keine abschließende Hyperpnoe.

Der zweite und dritte Reiz verursachen eine jeweils längere Apnoe, und erst der vierte und fünfte Reiz erzeugen schließlich die typische Reaktion. Diese wiederholten Reize können aus immer wieder demselben Angelpunkt bestehen oder aus einer Folge von Angelpunkten oder Akupunkturpunkten in einer Behandlungssitzung.

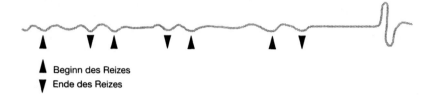

▲ Beginn des Reizes
▼ Ende des Reizes

Manche Menschen verfallen wiederholt von dem flachen Atem in ihr normales Atemmuster zurück, ohne eine abschließende Hyperpnoe oder ein Schnaufen. Bei ihnen benutze ich den Atem nicht, um energetische Reaktionen zu verfolgen, weil ich das nicht für einen vollen Atemzyklus halte. Ich achte dann eher auf klarere Signale von anderen Körperteilen.

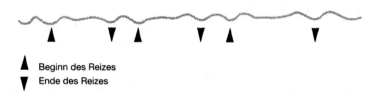

▲ Beginn des Reizes
▼ Ende des Reizes

Wie lange wir einen Reiz beibehalten, hängt von dem Verhältnis zwischen Reiz und Atemreaktion ab. Wenn die hypopnoeische Phase gleich nach dem Beginn der Stimulierung einsetzt, können wir uns entscheiden, den Reiz über den gesamten Zyklus beizubehalten, d.h. über einen Zeitraum von vielleicht fünfzehn bis dreißig Sekunden.

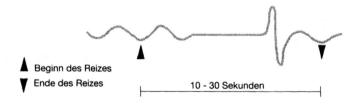

▲ Beginn des Reizes
▼ Ende des Reizes |—— 10 - 30 Sekunden ——|

Braucht die hypopnoeische Phase für ihre Entwicklung etwas länger, dann können wir den Reiz bei ihrem Einsetzen entfernen, um erst weiterzumachen, wenn der Zyklus vollendet ist.

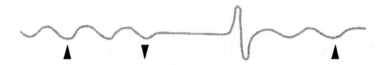

Bei manchen Menschen treten erst Atemveränderungen auf, wenn die Behandlung abgeschlossen ist. In der Ruhephase, am Ende der Sitzung, fallen sie dann oft in einen tiefen Zustand verringerter Atmung. Ich warte dann auf den abschließenden Atemzug, bevor für mich die Sitzung beendet ist. Wenn sich die Apnoe zu lange auszudehnen scheint, kann sie durch einen sanften, zusätzlichen Reiz unterbrochen werden, z. B. eine Berührung am Bein oder Fuß oder die Aufforderung, sich atmen zu lassen. Gewöhnlich folgt dann eine unwillkürliche Hyperpnoe.

Am Ende einer typischen Behandlung gibt es einige Augenblicke tiefer Entspannung und veränderten Bewußtseins mit wiederholten REM-Phasen und flacher Atmung. Ein Zeichen für das tatsächliche Ende der Sitzung ist eine spezielle Atem- und Bewegungssequenz. Auf die Phase verringerter Atmung und auf einen tiefen Atemzug folgt ein Schluckreflex; die Versuchsperson verzieht dann das Gesicht und blinzelt mit den Augen, die jetzt offen, klar und leuchtend sind.

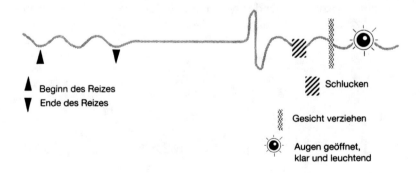

120

Hintergründe

Der wirksame Atemzyklus - Hypopnoe, gefolgt von Hyperpneuma - ist eine unwillkürliche Reaktion auf energetische Stimulierung. Diese Stimulierung übersteuert die gewöhnliche Atemkontrolle; Dauer und Tiefe des von uns gehaltenen Angelpunktes beeinflussen die Länge der Phase relativer Atemlosigkeit.

In der westlichen Physiologie weiß man, daß die Atmung sowohl vom autonomen wie vom willkürlichen Nervensystem gesteuert wird.

In der traditionellen chinesischen Medizin kommt das Konzept von Chi, der in der Luft enthaltenen Energie, die vom Körper über die Atmung aufgenommen wird, dazu. Unser Bedarf an Chi und der ihm innewohnenden Kraft aus dieser Quelle würde dann zum dritten Faktor, der an der Regulierung der normalen Atmung beteiligt ist. Herrscht ein Mangel an Energie, kann die Atmung vertieft werden, ist Energie im Überfluß vorhanden, wird die Atmung flacher, je nach willkürlichen und metabolischen (autonomen) Erfordernissen des Augenblicks.

Flache Atmung kann durch eine Vielfalt von Reizen herbeigeführt werden, z. B. führt ein Einatmen durch die Nase, das so stark ist, daß man es hören kann und den Venturimechanismus (s. Kapitel 6) in Gang setzt, zu einer Phase relativer Atemlosigkeit. Essentieller Körperkontakt - Zug an den Beinen, ein Angelpunkt im Schultergürtel oder eine Nadel auf einem Akupunkturpunkt - verursacht häufig flache Atmung.

Den exakten Mechanismus dieser unwillkürlichen Atemreaktion vom Standpunkt westlicher Physiologie klären zu wollen, ist fragwürdig. Eine zwei oder drei Sekunden anhaltende Stimulierung mit einer Akupunkturnadel verursacht keine merklichen Verhaltensänderungen, die die willkürliche Atemkontrolle betreffen könnten. Auch der Gasaustausch im Blut bleibt unberührt. Die Tatsache, daß autonome Funktionen (Pupillengröße, Hautwiderstand, Hauttemperatur, Puls, Darmtätigkeit) unverändert bleiben, zeigt an, daß die Stimulierung keinen generellen Einfluß auf das autonome Nervensystem hat. Nur die Atmung wird eindeutig beeinflußt, und diese Reaktion tritt unabhängig von der Lage des Akupunkturpunktes auf, so daß auch ein direkter Nervenreflex, der die Atmung beeinflussen könnte, auszuschließen ist.

Die energetische Erklärung für den flachen Atem ist, daß die Stimulierung selbst Energie erzeugt oder freisetzt, die die Atmung für den Augenblick der Notwendigkeit enthebt, für Energie zu sorgen. Je länger und tiefer wir die Stimulierung ansetzen, desto mehr Schwingungen werden freigesetzt und desto länger ist die relative Atemlosigkeit. Nach einer bestimmten Zeit löst jedoch ein zusätzlicher Bedarf an Chi oder eine Veränderung der im Blut gebundenen Gase die hyperpnoeische Reaktion aus und bringt den Körper ins Gleichgewicht.

Stimmqualität

Die dritte wichtige und beobachtbare energetische Reaktion ist die Vitalität der Stimme. Obwohl dies nicht wirklich eine Reaktion ist, die wir so beobachten können wie REMs oder den Atem, ist es doch ein leicht zugänglicher Anhaltspunkt für das generelle Maß an Fülle oder Entleerung des subtilen Körpers. Die Qualität und Vitalität der Schwingung in der Stimme ist unwillkürlich und von großer Bedeutung. Während einer Energiesitzung frage ich meine Klienten periodisch, wie sie sich fühlen, und höre dabei sowohl auf die Worte wie auf die Vitalität der Antwort, wobei mir letzteres wichtiger ist. Ein "Gut!" in flachem, teilnahmslosem, kaum hörbarem Ton bedeutet, daß es ihnen energetisch eben nicht gut geht. Die flache Stimmqualität ist ein Zeichen energetischer Entleerung und ein Hinweis darauf, daß die Sitzung schneller, "staccato", verlaufen muß und daß man sorgfältig auf weitere Anzeichen von Entleerung achten muß. Die Reaktion auf "Wie geht es Dir?" kann ein Kopfnicken sein, und auch hier ist die Vitalität oder der Mangel an Vitalität entscheidender als das Nicken selbst.

Weitere Reaktionen

Neben den wichtigen Signalen von Augen, Atem und Stimmqualität gibt es eine Reihe weniger bedeutender Anzeichen. Sie sind nicht direkt Anzeichen für den "wirksamen Zustand" selbst, weisen aber darauf hin, daß der Körper auf eine energetische Verschiebung reagiert oder reagiert hat. Oft sind es vorübergehende Phänomene, die nicht sonderlich hilfreich sind bei der Entscheidung, wie lange oder wie tief ein Angelpunkt gehalten werden sollte, aber in Verbindung mit den wichtigen Zeichen vervollständigen sie unser Bild von den inneren Reaktionen auf unsere energetischen Interaktionen.

Darmgeräusche

Darmgeräusche sind eins der Zeichen dafür, daß jemand auf Energiearbeit reagiert. Das Knurren und Gluckern im Bauch ist eine so geläufige Reaktion auf eine Stimulierung, daß wir es als Zeichen einer Verschiebung im subtilen Körper nehmen. Natürlich können die Geräusche auch von etwas verursacht werden, was die Person vor der Behandlung gegessen hat, oder können auch schlicht Ausdruck von Hunger sein. Wenn sie aber wiederholt genau mit einer energetischen Stimulierung korrespondieren, nehmen wir an, daß sie sehr wahrscheinlich eine Veränderung im Energiesystem des Patienten anzeigen. In unserer Kultur werden wir dazu erzogen, Darmgeräusche als peinlich zu empfinden, und dieses Gefühl der Peinlichkeit kann zu einer energetischen Blockade im Körper führen. Wenn ich Darmgeräusche höre, versichere ich dem Patienten, daß dies ein gutes Zeichen sei, um so jede Peinlichkeit auszugleichen und die Wahrscheinlichkeit zu verringern, daß der Patient seinen Energiefluß behindert.

Geruch

Ein oft vernachlässigtes oder unbesprochenes Phänomen ist der abrupte Wechsel des Körpergeruchs. Es ist nicht ungewöhnlich, daß Menschen, die rauchen oder geraucht haben, während der Energiearbeit plötzlich einen starken Tabakgeruch ausstrahlen und das sogar, wenn sie schon vor einigen Jahren das Rauchen aufgegeben haben. Dies gilt auch für andere Substanzen, wie Knoblauch oder Alkohol, auch wenn sie nichts davon in letzter Zeit zu sich genommen haben. Jemand kann sogar, als Überbleibsel einer lang zurückliegenden Anästesie, nach Äther riechen. Gerüche, die sich auf vergangene Erfahrungen beziehen, sind gewöhnlich einmalige Ereignisse und Anzeichen dafür, daß sich im Körper eingekapselte Schwingungen auflösen.

Farbe

Für Menschen, die die Aura sehen und verstehen können, sind Farben um und am Körper ein wichtiger Führer. Dies gilt auch für Menschen, die Farben in bezug auf die fünf Elemente der chinesischen Medizin "lesen" können. Farben können sich ebenso plötzlich verändern wie Gerüche. Ich erinnere einen Patienten, von dessen Gesicht die Farbe Orange wie Sirup herablief. Ich habe nie genau verstanden, was das zu bedeuten hatte, aber der Betreffende fühlte sich rundum besser nach der Sitzung.

In der traditionellen chinesischen Medizin haben Veränderungen in Geräusch, Geruch oder Farbe eine besondere Bedeutung. Zu jedem der fünf Elemente gibt es eine Reihe von Entsprechungen, die sich gewöhnlich während einer Akupunktur- oder Energiebalancesitzung ständig verändern. Diese Veränderungen erlauben Einblicke in wesentliche Reaktionen, die durch die Stimulierung von Meridianen oder durch Auflösung emotionaler Blockaden entstehen.

Entsprechungen der fünf Elemente

	METALL	WASSER	HOLZ	FEUER	ERDE
Gefühl	Kummer	Angst	Ärger	Freude	Mitgefühl
Farbe	weiß	blau/ schwarz	grün	rot	gelb
Geruch	verrottet	faulig	ranzig	verbrannt	duftend
Klang	weinen	ächzen	schreien	lachen	singen

Meridiane

Akupunkturmeridiane dienen ebenfalls als kleinere Anzeichen von Energiereaktionen. Wenn wir absichtlich oder unabsichtlich einen Meridian reizen, können wir sehen, daß der Körper an entfernt liegenden Punkten entlang dieses Meridians reagiert. Z. B. ist es nicht ungewöhnlich, daß der Klient ganz beiläufig sich über die Stirn wischt oder sich die Augen reibt, während wir an der Außenseite des Fußes arbeiten. Wenn wir wissen, daß der Blasenmeridian am inneren Augenwinkel beginnt, über die Stirn aufsteigt und dann über Rücken und Beine zur Außenseite des Fußes verläuft, ergibt es einen Sinn, daß eine Stimulierung am Fuß eine Reaktion an der Stirn oder dem Auge hervorruft. Würden wir nicht die Anatomie dieses bestimmten Meridians kennen, könnte die unschuldige Bewegung des Augenreibens unsere Aufmerksamkeit abziehen. Je größer unser Wissen über den Verlauf der Meridiane und die energetische Anatomie im allgemeinen ist, desto besser verstehen wir Beziehungen zwischen Reiz und Reaktionen.

Verschiebungen

Manchmal sehen wir, daß sich einzelne Körperebenen in unterschiedliche Richtungen bewegen. Ich denke dabei an geologische Formationen, wie z. B. Schieferschichten, die an einem nackten Berghang sichtbar werden und denen man häufig ansieht, daß sie sich aus ihrer ursprünglichen Position verschoben haben. Wenn ich solche Verschiebungsphänomene im Körper beobachte, verbinde ich das mit der Vorstellung, daß eine energetische Schicht sich über eine andere schiebt oder gleitet. Gewöhnlich treten solche Verschiebungen in Brust und Bauch auf, dauern einige Sekunden und wiederholen sich etliche Male während einer Sitzung. Es ist eine unbewußte Körperreaktion. Die meisten Menschen haben kein Gefühl davon, einige berichten von einem sanften "Schütteln". Eine Verschiebung ist Ausdruck einer Neuorganisation und Integration des subtilen und des physischen Körpers.

Bewegung

Manchmal zuckt der Körper während der Energiearbeit oder es treten "physische Kriyas" auf. In der therapeutischen Energiearbeit sind große Kriyas recht selten. Wie bereits erwähnt, sind feines Rucken und Schütteln verschiedener Körperteile bei Menschen, die meditative Praktiken ausüben, nicht unüblich. Falls notwendig, kann die Intensität der Kriyas reduziert werden, indem wir den Körper durch klaren physischen Kontakt mehr auf die physische und weniger auf die energetische Ebene bringen. Nicht jedes Zittern oder Rucken ist Ausdruck der Kriyas. Es kann ebensogut Ausdruck neuromuskulärer Reflexe sein oder durch die Aktivierung von Meridianen entstehen. Es ist auch nicht immer möglich, eine kleine Kriya von anderen Arten muskulärer Reaktion zu unterscheiden.

Heitere Ruhe

Die meisten Körpertherapiesitzungen führen zu einem Zustand der Entspannung. Wenn jemand eine essentielle Verbindung erlebt, so macht er eine Erfahrung, die über Entspannung hinausgeht - eine Erfahrung von Akzeptanz, innerem Frieden und heiterer Ruhe. Oft geht damit ein engelhafter Gesichtsausdruck einher. Diese Tiefe der Reaktion ist Ausdruck einer energetischen Verbindung.

Atmosphärische Veränderungen

Manchmal tritt ein eigenartiges Phänomen auf, das als plötzliche Veränderung der Atmosphäre des Raums erfahrbar wird. Der Raum scheint plötzlich dicht und still zu werden. Dies ist eine normale Folge, wenn sich zwei Energiefelder in essentieller Weise begegnen. Die auftretende Ruhe ist fast greifbar und wird von jedem im Raum wahrgenommen, nicht nur von den beiden Menschen, die an der Sitzung beteiligt sind. Ich fühle mich immer an Eisenfeilspäne erinnert, die sich aufrichten, wenn ein Magnet in der Nähe ist.

Gefahren bei der Energiearbeit

Mißbrauch

Energiearbeit ist relativ sicher, aber wie in allen Therapiesystemen gibt es auch hier potentielle Gefahren. Die erste ist, daß unsere Erwartungen uns in die Quere kommen und wir den subtilen Körper unseres Klienten "pushen", damit er in einer bestimmten Weise reagiert. Jeder Mensch hat seine eigene Art, auf energetische Stimulierung zu reagieren, und unsere Aufgabe ist, herauszufinden, welche das ist. Wenn wir versuchen, einen Atemzyklus oder eine REM-Phase zu erzeugen, obwohl von sich aus gar keine Neigung für deren Auftreten besteht, zwingen wir dem anderen unseren Willen und unsere Energie auf. Wenn wir die natürliche Reaktion übergehen, können wir Ungleichgewicht und Chaos erzeugen.

Einprägungen

Ein anderes Problemfeld sind negative oder disharmonische Einprägungen (Imprinting). Dies gilt besonders dann, wenn der Klient in einem veränderten oder erweiterten Bewußtseinszustand ist, wir auf einer Ebene jenseits seiner bewußten Kontrolle arbeiten oder uns zunehmend am Rande seiner Erfahrung bewegen.

In solchen therapeutischen Situationen müssen wir uns unserer Worte und Gesten sehr genau bewußt sein. Wenn jemand Atemzyklen oder andere Anzeichen von "Arbeit" zeigt, sind die normalen Abwehrmechanismen weniger aktiv und von uns induzierte Schwingungen können sich tief in Körper, Geist und Seele einprägen. Die Schwingung kann durch Berührung, Worte oder Gedanken beigebracht werden (s. Kapitel 5, Alarmsignale).

Entleerung

Bei der Energiearbeit kann die energetische Entleerung zu einem Problem werden, besonders dann, wenn wir die normalen Atemmechanismen zu lange außer Kraft setzen und einen Zustand der Unterversorgung mit Sauerstoff erzeugen.

Als ich anfing, Zero Balancing zu unterrichten, gab ich einer jungen Frau eine Sitzung. Es war am späten Nachmittag eines heißen Sommertages. Der Unterrichtsraum war stickig, und alle waren müde und hatten wenig Energie.

Als ich mit der Frau zu arbeiten begann, stellten sich schnell Anzeichen von energetischer Bewegung ein. REMs traten ebenso auf wie Phasen relativer Atemlosigkeit und Überatmung, so daß ich diese Anzeichen sehr schön demonstrieren konnte. Dann, nachdem Dreiviertel der Sitzung vergangen waren, merkte ich, daß sie ausgedehnte Phasen von Atemlosigkeit hatte und extrem entspannt und still aussah. Ich beugte mich über sie und fragte, wie es ihr ginge. Zu meiner Überraschung antwortete sie nicht. Ich fragte lauter, und es kam immer noch keine Antwort. Plötzlich alarmiert, betrachtete ich sie genauer und sah, daß sie wie aus Porzellan wirkte. Sie war blaß, und ihre Stirn war kalt und feucht. Ich ging sofort zum Fußende des Tischs und stimulierte sie durch Füße und Beine. Als sie anfing zu reagieren, fragte ich sie, wie es ihr ginge. Sie sagte: "Gut", aber ihre Stimme entbehrte jeder Vitalität oder Munterkeit. Sobald ich ihre Knöchel losließ, rutschte sie zurück in einen nicht ansprechbaren Zustand mit REMs und sehr flacher Atmung. Ich stimulierte sie weiter, bis sie wieder Farbe bekam, ihre Stimme vital wurde und sie völlig wach war.

Ich ließ mir später ihre Erfahrung mit der Behandlung beschreiben. Sie sagte, es sei eine "wunderschöne Sitzung" gewesen, sie habe sich gut gefühlt und das Gefühl gehabt, "weit weg" von ihrem Körper zu sein. Obwohl sie meine Stimme gehört hätte, als ich sie ansprach, hätte sie nicht geantwortet, weil sie, wie sie sagte, "keine Lust" hatte zurückzukommen. Diese letzte Aussage erschreckte mich, denn von einem objektiven Standpunkt aus gesehen, ging es ihr nicht gut. Rückblickend wurde mir klar, daß die wiederholten, übermäßig langen Perioden flacher Atmung ein Zustand der Unterversorgung mit Sauerstoff und eine Schwächung des zentralen Nervensystems hervorgerufen hatten. Ihre blasse, farblose Erscheinung, der kalte Schweiß und der Mangel an lebendiger Reaktion, erinnerte mich an Menschen, die ich mit akutem Schock in der Notfallaufnahme im Krankenhaus gesehen hatte. Ich habe mich oft gefragt, ob sie wohl einen Herzstillstand erlitten hätte, wenn wir in der alten Richtung weitergemacht hätten. Diese Sitzung schärfte meine Aufmerksamkeit dafür, daß man mit Energiearbeit Schaden anrichten kann, und brachte mich dazu, bestimmte Leitlinien für die Beobachtung von Behandlungen zu entwickeln und eine Liste von frühen Gefahrensignalen zu erstellen.

Anzeichen drohender Entleerung

Folgende Gefahrensignale machen uns auf eine drohende Entleerung aufmerksam: allgemeiner Mangel an Vitalität, Blässe, Schwitzen, besonders kalter Schweiß, verstopfte Nase, Gähnen, Mattigkeit und/ oder kalte Extremitäten.

Allgemeine Vitalität
Diese kann sehr leicht durch die Stimme beurteilt werden, indem man Fragen stellt und bei jeder Antwort auf den Zeitpunkt und den Tonfall achtet. Wenn die Person unmittelbar antwortet, ist sie im Hier und Jetzt. Kommt die Antwort erst nach längerer Verzögerung, ist sie vielleicht in einem veränderten Bewußtseinszustand. Wenn die Antwort klar und wach klingt, ist der Energiezustand gut, klingt sie schwach oder leblos, so ist das ein Zeichen möglicher Entleerung, unabhängig vom Inhalt der gesprochenen Worte.

Blässe
Wenn jemand sich entspannt, verändert sich normalerweise die Gesichtsfarbe und wird weniger rosig. Diese Blässe, die auf nachlassende Aktivität zurückgeht, muß sehr genau von der durch Entleerung verursachten Blässe unterschieden werden. Blässe, käsiges Aussehen, graue oder graublaue Hautfarbe, können einen Mangel an Sauerstoff und/oder Chi anzeigen, besonders dann, wenn sie mit kaltem Schweiß und längeren Phasen flacher Atmung einhergeht.

128

Kalter Schweiß

Bei der Energiearbeit kann kalter Schweiß oder feuchte Haut ein frühes Zeichen von Entleerung sein, besonders dann, wenn er mit Blässe einhergeht. Meistens tritt er zuerst an der Stirn oder den Extremitäten auf.

Verstopfte Nase

Dies kann der Versuch des Körpers sein, Venturi-Röhren zu formen (s. Kapitel 6), um eine energetische Entleerung auszugleichen.

Gähnen

Ein "Seufzer" ist Ausdruck der Entspannung. Ein "Schnaufen" signalisiert oft das Ende eines Atemzyklus. Gähnen ist eine wirkungsvollere Venturiröhre als die verstopfte Nase und sollte so lange als Ausdruck der Entleerung interpretiert werden, bis es sich als etwas anderes erweist.

Mattigkeit

Ein anderes Zeichen des Mangels an Vitalität ist jede Körperhaltung, die Mattigkeit ausdrückt. Das ist nicht zu verwechseln mit dem zunehmenden Zustand der Entspannung, in den eine Person normalerweise während einer Sitzung kommt - ein Zustand, bei dem die Atmung langsamer und flacher wird, die Muskelspannung abfällt und der Klient mehr oder weniger "in den Tisch sinkt". Bei Mattigkeit rollt vielleicht der Kopf von einer Seite auf die andere oder ein Arm hängt teilnahmslos vom Tisch. Die Person wirkt ziemlich "abwesend". Wenn es irgendeinen Zweifel an der Vitalität gibt, frage den Menschen, wie es ihm geht.

Kalte Extremitäten

Kalte Hände oder Füße sind dann von Bedeutung, wenn jemand während einer Sitzung kalt und schweißig wird. Viele Leute haben von Anfang an kalte schweißige Handflächen oder Füße, wodurch dieses Anzeichen weniger zuverlässig wird.

Es ist wichtig, sich klarzumachen, daß jemand trotz beginnender Energieentleerung von sich das Gefühl haben kann, daß es ihm gut gehe. Der anfängliche Zustand der Entleerung ist nicht unangenehm und kann einhergehen mit Gefühlen von Frieden, Ruhe und einem veränderten Bewußtseinszustand. Durch Erschöpfung oder Ermüdung hervorgerufene Veränderungen sind aber nicht gesund. Der

Energiekörper kann entleert werden. Es kommt zu fortschreitender Erschöpfung, Depression oder auf der Ebene des physischen Körpers zu Sauerstoffmangel. Jedes Alarmzeichen von mangelndem Chi oder Sauerstoff mag für sich allein noch nicht bedeutend sein, sollte uns aber doch für mögliche Probleme aufmerksam machen und uns veranlassen, den Prozeß noch genauer zu verfolgen. Wenn mehrere dieser Signale zusammentreffen, ist die Wahrscheinlichkeit einer beginnenden Entleerung recht hoch.

Gegenmaßnahmen bei Entleerung

Wenn wir während einer Behandlung den Eindruck gewinnen, wir könnten unseren Klienten entleeren, müssen wir Gegenmaßnahmen ergreifen. Um eine Entleerung auszugleichen, beschleunige deine Bewegung, arbeite mehr auf der physischen als auf der energetischen Ebene und stimuliere den Menschen mit den Händen. Laß keine langen hypopnoeischen Phasen oder wiederholte REM-Zustände zu. Setze die Angelpunkte kürzer, dafür aber fester, verwickle den Klienten in ein Gespräch. Fordere ihn auf, mehrere tiefe Atemzüge zu machen. Mit dem Tempowechsel sollten Anzeichen der Entleerung verschwinden, wenn nicht, schließe die Behandlung in relativ kurzer Zeit ab und bleibe bei dem Klienten. Laß ihn am Schluß der Sitzung eher aufstehen, anstatt entspannt auf dem Tisch liegenbleiben und sich womöglich noch weiter zu erschöpfen. Wenn er auch nur ein bißchen fröstelig oder durstig ist, leistet ein Pulli oder eine heiße Tasse Tee gute Dienste. Wenn wir uns trotzdem entschließen, den Klienten noch eine Weile auf dem Tisch liegenzulassen, sollte er sich mit leicht angezogenen Beinen auf die Seite legen, um so sein Energiefeld leichter halten zu können.

Faktoren, die Entleerung begünstigen

Bestimmte Menschen neigen eher zu Entleerung als andere. Die am weitesten verbreitete Kombination von Faktoren, die Entleerung begünstigen, findet sich bei dem regelmäßig meditierenden Vegetarier mit einer Drogenvergangenheit. Nicht alle Menschen mit dieser Geschichte entwickeln Probleme, aber behalte diese Gruppe trotzdem insgesamt im Auge, besonders Menschen, die von Haus aus einen blassen Teint haben, einen dünnen asthenischen Körperbau und eine weiche Stimme. Vegetarier haben ein feineres energetisches Schwingungsfeld als andere Menschen. Leute, die nur Obst essen, haben wiederum ein feineres Schwingungsfeld als Vegetarier. Mit diesen feineren Schwingungen bewegt sich die Energie schneller und scheint mit dem physischen Körper nicht so "verbunden" zu sein wie bei Menschen mit einem breiter angelegten Speiseplan.

Menschen, die regelmäßig meditieren oder das in der Vergangenheit getan haben, haben ihre Energiesysteme aktiviert und sich selbst von einer Reihe von Blockaden befreit, so daß ihre Energie schneller fließt. Sie sind außerdem damit vertraut, sich mit Chi zu beschäftigen und neigen häufig zu veränderten Bewußtseinszuständen oder Erfahrungen des Außer-Sich-Seins.

Menschen, die halluzinogene Drogen benutzt haben, sind ebenfalls mit solchen Zuständen vertraut und haben häufig Erfahrungen von Entkörperlichung gemacht. Diese Menschen sind mit Astralreisen vertraut; jene, die das Gefühl von Entkörperlichung genießen, neigen dazu, beim geringsten Anlaß in diese Richtung zu gehen. Je weniger jemand geerdet ist, desto größer ist die Tendenz "abzuheben", besonders wenn wir als erdende Kraft da sind. Wenn dies zu weit getrieben wird, kann es die Energie erschöpfen. Die Aufgabe von Energiearbeit ist, einen Menschen ins Gleichgewicht zu bringen und nicht, ihn mit einer (schönen) Erfahrung zu versorgen.

Ein Haupthinweis darauf, ob jemand zu Entleerung neigt, ist, wie schnell er auf einen energetischen Stimulus reagiert. Jemand, der sich hinlegt und sofort in einen REM-Zustand geht oder dessen Atmung schnell in relative Atemlosigkeit abgleitet, ist ein Mensch, der sich leicht in veränderte Bewußtseinszustände bewegt. Bei so einem Klienten empfehle ich, in einem kürzeren Zeitraum und mit schnellerem Tempo (Staccato) zu arbeiten.

Vor einigen Jahren kam ein Mann in einen meiner Workshops und wollte Energiearbeit kennenlernen. Ich stand erst am Beginn meiner Laufbahn und hatte die möglichen Auswirkungen von Energiearbeit noch nicht verstanden, und so willigte ich ein, mit ihm zu arbeiten, ohne eine adäquate Anamnese zu erheben. Er streckte sich auf dem Tisch aus, und ich legte meine Hände auf seine Beine, um mich mit einem Halbmondangelpunkt auf ihn einzustellen. In demselben Moment, als ich ihn berührte, ging er in einen REM-Zustand und wechselte zu einer flachen Atmung. Ich fragte ihn, wie es ihm ginge, und seine Stimme hatte schon signifikant an Vitalität verloren. Offensichtlich war es nicht sinnvoll, mit irgendeiner Form von Energiebehandlung fortzufahren, und so begann ich, die Rückkehr zum normalen Bewußtsein zu stimulieren. Als er wach und präsent zu sein schien, nahm ich meine Hände weg, woraufhin er in REMs, Hypopnoe und Reaktionslosigkeit zurückfiel. Ich brauchte über fünfzehn Minuten nur dafür, ihn soweit zu bekommen, daß ich meine Hände wegnehmen konnte und er wieder aus eigener Kraft laufen konnte. Ich hatte bis dahin nichts anderes getan, als seine Beine anzuheben und Zug auszuüben.

Später befragte ich ihn nach seiner Geschichte. Es stellte sich heraus, daß er in den vergangen zehn Tagen täglich LSD genommen hatte. Seine Energiefelder waren so durcheinander und "lose", daß schon eine kurze essentielle Berührung reichte, um die Felder zusammenbrechen zu lassen. Mache keine Energiearbeit mit Leuten, die auf harten Drogen sind, und sei vorsichtig mit denen, die lange, komplizierte Drogengeschichten haben. Ihre Reaktionen können sehr schnell, unberechenbar und verschieden von dem sein, was man gewöhnlich erwartet.

Jeder von uns reagiert unterschiedlich auf eine Veränderung seines energetischen Zustandes. Unter starkem Streß oder in starken Schwingungsfeldern werden manche Menschen fester geerdet, gewissenhafter, ruhiger und fester verwurzelt, andere verlieren den Boden unter den Füßen, drehen ab und flüchten sich in eine Phantasiewelt.

Oft besteht die ideale Energiebehandlung darin, ein stärkeres Energiefeld zu erzeugen und dann die Reaktion des Menschen in die *entgegengesetzte* Richtung dessen zu lenken, was er eigentlich gewöhnt ist zu tun. Jemand, der sich gewöhnlich mehr zum Boden orientiert, wird ermuntert, die Körperenergie in Richtung auf ein verändertes Bewußtsein auszudehnen, Leichtigkeit und Freiheit anzunehmen und Erfahrungen von Sich-Ausdehnen, Sich-Zusammenziehen oder Fließen zu machen. Wenn wir REMs, Hypopnoes und Anzeichen veränderten Bewußtseins sehen, können wir die Angelpunkte ausdehnen.

Bei jemandem, der so an veränderte Bewußtseinszustände gewöhnt ist, daß sofort REMs auftreten, wann immer er die Augen schließt, besteht die Aufgabe darin, die Energie innerhalb der achtförmigen Bahnen zu halten und Erfahrungen von Entkörperlichung zu verhindern. Das fühlt sich vielleicht nicht so toll an, ist nicht so ausgefallen und spannend, aber bringt in Wirklichkeit den größeren Nutzen. Durch das Halten der starken Schwingungen im physischen

Körper und im inneren Energiefeld werden Stärke, Vitalität und Geerdet-Sein verstärkt, und die Person beginnt, alternative Wege im Umgang mit Streß zu entwickeln.

Zusammenfassung

Ein Mensch kann nicht nicht reagieren, und der Prozeß, die Reaktionen auf eine Energiesitzung zu verfolgen, ist lehrreich. Die Kenntnis von "Karten" möglicher innerer Reisen und unwillkürlicher Reaktionen hilft, eine großenteils subjektive Fähigkeit zu objektivieren und faßbar zu machen. Sie vermittelt uns außerdem Einsichten in die energetische Natur eines Menschen und erlaubt uns, sicher, effektiv und umfassend am Prozeß des Energieausgleichs teilzunehmen.

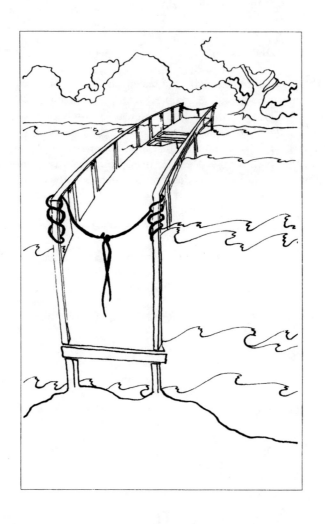

Kapitel 5

BRÜCKEN DER VORSICHT

"Übe Deine Kunst nur zum Wohle des Patienten aus."
Der Eid des Hippokrates

"Richte keinen Schaden an" ist ein Grundsatz aller heilenden Berufe, sowohl im Altertum wie auch in der Moderne. Bei flüchtiger Betrachtung scheint das ein einfaches Prinzip zu sein; sieht man jedoch näher hin, wird der Sachverhalt schon komplexer. In diesem Kapitel geht es um Hilfestellungen, die den Praktizierenden dabei unterstützen sollen, "seine Kunst nur zum Wohle des Patienten auszuüben", insbesondere geht es um die Bereiche Krankheitsdiagnose, Sprache in der Therapie und Entwicklung von Heilungsperspektiven.

Krankheitsdiagnose

In vielen Fällen ist die Ursache eines Problems klar, und der Patient kann ohne weiteres entscheiden, welchen Verlauf die Therapie nehmen soll. In anderen Fällen ist Natur, Ausmaß oder Diagnose einer Krankheit nicht hinreichend bekannt, und es ist schwierig, den weiteren Verlauf der Behandlung zu bestimmen. Wann immer ernsthafte Zweifel bestehen, wo man beginnen soll, hat meiner Meinung nach eine gesundheitliche Untersuchung im medizinischen Sinne den Vorrang. "Keinen Schaden anzurichten" beginnt damit, sicherzustellen, daß kein wichtiges Leiden übersehen wird. Wenn die medizinische Untersuchung abgeschlossen ist und man Informationen über den krankhaften Befund hat, wird die Entscheidung über die weitere Behandlung leichter.

Alarmsignale

Es gibt eine Reihe von Situationen, die uns als "Alarmsignale" an die Wichtigkeit einer konventionellen medizinischen Diagnose erinnern. Die Reihenfolge ist willkürlich und stellt keine Rangfolge dar. Außerdem erhebt die Aufzählung keinen Anspruch auf Vollständigkeit.

Ungeklärte Gewichtsveränderungen

Gewichtsveränderungen weisen auf eine bedeutende Verschiebung in den homöostatischen Beziehungen des Körpers hin, deren Ursache festgestellt werden muß. Ungeklärte Gewichtsverluste verdienen dabei in der Regel mehr Beachtung als Gewichtszunahme. Ursachen für Gewichtsverlust können Diabetes (Zuckerkrankheit), Krebs, Tuberkulose (wieder im Anwachsen), erworbene Immunschwäche (AIDS), endokrine Störungen, chronische infektiöse Leiden, Leberzirrhose, psychosomatische Probleme oder Streß sein. Die Krankheitsgeschichte der Familie ist hilfreich, weil viele Krankheiten familiär gehäuft auftreten. Gewichtsverluste sind besonders dann von Bedeutung, wenn sie mit anderen Symptomen, wie ungewöhnlichen Blutungen, verändertem Darmverhalten, nächtlichem Schwitzen, unerklärlicher Müdigkeit usw., zusammentreffen.

Gewichtsverluste bei jemandem, der in der Vergangenheit Krebs hatte, *erfordern* eine Untersuchung. Viele Menschen erholen sich vollständig von einer Krebserkrankung. Wenn die Erkrankung erneut zum Ausbruch kommt, dann in den allermeisten Fällen in den ersten fünf Jahren nach der Behandlung. Ist diese Zeit ohne erneute Erkrankung vergangen, dann ist die Wahrscheinlichkeit eines Rückfalls so gering, daß der Betreffende als geheilt gilt. Dennoch besteht grundsätzlich immer die Möglichkeit eines Rückfalls, so daß auch nach den fünf Jahren Wachsamkeit geboten ist.

Menschen, die in der Vergangenheit an Krebs erkrankt waren, tragen eine tiefe Angst in sich, daß die Krankheit womöglich zurückkehrt. Um mit jemandem die Wahrscheinlichkeit eines Rückfalls besprechen zu können, muß man über sehr gute kommunikative Fähigkeiten verfügen. Jedes kleine Zwicken oder Kneifen im Körper kann eine Alarmreaktion auslösen. Manche Menschen sind so ängstlich, daß sie angesichts handfester Symptome *nicht* zu ihrem Arzt gehen, einfach aus Angst, daß ein Rückfall diagnostiziert werden könnte. In der Hoffnung auf eine günstigere Diagnose gehen sie dann vielleicht zu einem alternativen Heiler. Die medizinische Untersuchung ist aber wenigstens aus zwei Gründen notwendig: Wenn die Krankheit tatsächlich wieder aufgetreten ist, kann mit Behandlungsalternativen begonnen werden, ohne daß wertvolle Zeit verloren geht. Ist der Befund dagegen negativ, so hilft das genaue Wissen davon, die Angst zu reduzieren, die ihrerseits vielleicht schon zu Streß und negativen Gesundheitsfolgen geführt hat. Bei einem Menschen mit Krebsgeschichte ist eine "Erst-mal-abwarten"-Haltung untragbar.

Ungeklärte Gewichtszunahme ist seltener als Gewichtsverlust. Sie kann auf Fehlfunktionen von Nieren, Herz oder endokrinen Drüsen hinweisen. Wie beim Gewichtsverlust, so muß auch hier die Ursache eindeutig geklärt werden.

Anomale Blutungen aus einer Körperöffnung

In der Medizin ist dies eins der wichtigsten Symptome, das nach weiterer Untersuchung verlangt. Natürlich wird der Ort der Blutung Art und Dringlichkeit der Untersuchung bestimmen. Häufige Ursachen sind Tumore (sowohl gutartig wie bösartig), Infektionen, Geschwüre, entzündliche Prozesse, hormonelle Störungen oder Verletzungen.

Veränderung von Körperfunktionen

Eine auffällige Veränderung irgendeiner Körperfunktion ist als Alarmsignal zu verstehen. Von besonderer Bedeutung sind Veränderungen der Darmtätigkeit bei Menschen über vierzig (besonders Männern); Darmkrebs ist keine Seltenheit.

Physische Veränderungen

Es können physische Veränderungen im Körper ohne Funktionsänderungen auftreten. Worum man sich unbedingt kümmern muß, sind Gewebewachstum oder Tumore, besonders in der Brust, jedwede Veränderung eines alten Tumors, jede Veränderung von Muttermalen oder pigmentierten Hautregionen. Andere Beispiele sind nicht abheilende Wunden, hartnäckige Ausschläge oder wandernde Gelenkschmerzen.

Sei dir dessen bewußt, daß jemand eine latente Störung haben kann, die überhaupt nichts mit den Beschwerden zu tun hat, derentwegen er oder sie zu dir gekommen ist. In einem Zeitraum von drei Monaten habe ich in Energiearbeitssitzungen "zufällig" zwei fibröse Tumoren, eine Nierencyste und einen Aortenriß im Bauchraum infolge einer Gefäßerweiterung festgestellt. Im letzen Fall lag der betreffende Mann sechs Stunden nach der Überweisung an den Facharzt auf dem Operationstisch. Jeder kann eine Störung oder Krankheit haben, von der er oder sie nichts weiß. Aufmerksam für *jede* Unregelmäßigkeit zu sein kann jemandem buchstäblich das Leben retten.

Verletzungen

Diese Kategorie ist deshalb besonders wichtig, weil wir alle bei Freunden, Familienangehörigen oder Bekannten, die sich verletzt haben, um Rat und Hilfe bemüht sind. Mit alternativen Methoden arbeitende Therapeuten müssen jedoch vorsichtig im Umgang mit Menschen sein, die sich verletzt haben und jetzt Schmerzlinderung von ihnen erwarten. Auf jeden Fall sollten sie sich fragen "Wie schwer ist die Person verletzt, und liegt die Behandlung im Rahmen meiner Fähigkeiten und gesetzlichen Befugnis?" Sicher muß nicht jede Verletzung dem Arzt vorgestellt werden, aber zögere im Zweifelsfall nicht, den Betreffenden zu überweisen.

Die Vorstellung, daß ein Körperteil nicht gebrochen sein kann, wenn man es noch gebrauchen kann, ist *absolut falsch*. Im Laufe meiner eigenen Praxis kamen Leute mit gebrochenem Knöchel, Hüftbruch, Beckenbruch, Wirbelbruch (ziemlich häufig), ja sogar mit gebrochenem Genick in mein Sprechzimmer. Die Tatsache, daß jemand ein Körperteil bewegen oder darauf laufen kann, heißt *nicht*, daß es nicht gebrochen ist. Immer, wenn jemand eine Verletzung erlitten hat, die auch das Knochengerüst betraf, besteht die Möglichkeit eines Bruchs. Die Wahrscheinlichkeit ist mehr oder weniger groß, je nach Schwere der Verletzung, Stärke des Schmerzes, Alter und Gesundheit der Person, äußerer Erscheinung und Empfindlichkeit der verletzten Region und dem Zeitraum, der seit dem Unfall verstrichen ist.

Brüche können stabil oder unstabil sein; manche Brüche sind schwer, andere sind zwar lästig, aber in Wirklichkeit kein ernstes Problem. Bei manchen Brüchen ist sofortige fachliche Versorgung notwendig, andere kann man ignorieren oder einfach verpflastern oder für eine Weile ruhig stellen. Die endgültige Diagnose eines Bruchs basiert auf Röntgenuntersuchungen oder neueren Verfahren zur Untersuchung des Knochensystems. Gute Röntgenbilder sind recht zuverlässig, aber manche Brüche lassen sich auf den ersten Aufnahmen nicht erkennen; sie werden erst drei oder vier Wochen später sichtbar, wenn die im Verlauf des Heilungsprozesses auftretende Knochenabsorption die Bruchstelle deutlicher werden läßt.

Einige spezielle Verletzungssituationen bedürfen besonderer Erwähnung. Die erste ist ein schwerer Fall direkt auf das Gesäß, bei dem die Kraft des Aufpralls direkt nach oben ins Rückgrat geht. Ist der Aufprall zu stark, verformen sich die Wirbel, statt die auftretenden Kräfte durch die Biegungen der Wirbelsäule weiterzuleiten. So habe ich mal einen Mann behandelt, der in voller Fahrt mit seinem Jeep in ein tiefes Schlagloch geraten war. Der Aufprall verursachte einen Kompressionsbruch im ersten Lendenwirbel. Abwandlungen eines solchen

"Sturzes" treten immer dann auf, wenn ein starker Aufprall vertikal durch den Körper geht, z.B. durch einen Schlag direkt von oben auf Kopf oder Schultern.

Einfache Kompressionsbrüche im Rücken kommen recht häufig vor. Glücklicherweise sind sie meist recht stabil, verschieben sich kaum aus der Vertikalen und verursachen außer Schmerzen keine unmittelbaren Probleme. Allerdings kann es zu einer posttraumatischen Arthritis kommen, und wenn die Höhe des Wirbels deutlich reduziert ist, wird über die Jahre die gesamte Körperhaltung in Mitleidenschaft gezogen. Eine vornübergebeugte Haltung ist dann die Folge.

Etwas ganz anderes sind verschobene oder unstabile Wirbelbrüche wegen der möglichen Rückenmarksverletzungen. Solche Verletzungen sind sehr ernst zu nehmen und verlangen nach qualifizierter ärztlicher Versorgung. Ein wichtiger Punkt bei solchen Verletzungen ist, daß man das Problem nicht durch übermäßige Bewegungen der Wirbelsäule verschlimmern soll. Ein Sturz auf Kopf oder Nacken, sei es durch einen Fahrradunfall, einen Kopfsprung in zu flaches Wasser oder Grundberührung beim Bodysurfen, kann verhängnisvolle Halswirbelbrüche nach sich ziehen.

Pathologische Brüche

Eine besondere Gruppe von Brüchen, die "pathologischen Brüche", gehen auf eine zugrundeliegende Knochenerkrankung zurück. In den Knochen selbst sind keine Nervenfasern, und nur wenn die Knochenhaut (das Periost) mitbetroffen ist, treten "Knochenschmerzen" auf. Das bedeutet, daß jemand schwere Knochenschädigungen haben kann, ohne es überhaupt zu merken. Ein pathologischer Bruch kann tatsächlich das erste Anzeichen einer zugrundeliegenden Krankheit sein. Eine anscheinend harmlose Verletzung kann dann schon einen Bruch verursachen. Frauen nach dem Klimakterium können, bedingt durch hormonelle Veränderungen, Osteoporose bekommen, eine Erkrankung, bei der die Knochen "entkalken". Die Knochen verlieren ihre Stabilität und brechen leicht. Ein Sturz kann für eine fünfundsechzigjährige Frau, die an Osteoporose leidet, zu einem schweren Bruch führen, während derselbe Sturz bei einer fünfunddreißigjährigen nur eine Prellung verursacht.

Andere Ursachen für eine Schwächung der Knochen können langfristige Kortisonbehandlungen (Demineralisierung), gutartige oder bösartige Knochengeschwülste (schwächen die Architektur), der natürliche Alterungsprozeß (Demineralisierung, verminderte Flexibilität) oder Knochenerkrankungen selbst (Paget'sche Krankheit, Tuberkulose) sein.

Eine weitere Gruppe unerwarteter Brüche sind die Streßbrüche. Aus der Armee ist der "Marschbruch", ein Bruch der langen Fußknochen als Folge extrem langer Märsche, bekannt. Solche Brüche finden wir auch bei Joggern und Gehern im Wettkampf. Oft treten Streßbrüche bei älteren Menschen in der Hüfte auf. Sie wollen sich umdrehen oder eine andere Bewegung ausführen, hören ein Schnappen in der Hüfte und fallen zu Boden. Der Bruch ist tatsächlich Folge der Bewegung und geht dem Fall voraus anstatt durch den Fall verursacht zu werden.

Manchmal haben Beschwerden der Knochen oder Gelenkschmerzen andere Ursachen. Zum Beispiel kam vor einigen Jahren eine Frau zu mir, die seit ungefähr einem Monat unter Schmerzen in der Hüfte litt. In ihrer Krankengeschichte fiel auf, daß sie vor einigen Jahren Brustkrebs gehabt hatte - für mich ein Warnsignal. Allerdings war sie erst eine Woche, bevor sie zu mir kam, bei ihrem Orthopäden gewesen, der in einer Röntgenuntersuchung keine pathologischen Befunde festgestellt hatte. Zu mir war sie gekommen, weil sie statt Schmerzmittel eine Linderung durch alternative Verfahren erhoffte. Meine Untersuchung ergab ein auffälliges energetisches Ungleichgewicht in der Hüfte. Als jedoch drei Behandlungen keine Besserung brachten und sie weiter über Schmerzen klagte, überwies ich sie erneut an ihren Orthopäden. Er machte neue Röntgenaufnahmen und stellte Krebsmetastasen fest. In einem Zeitraum von gerade zwei Wochen hatte sich der Röntgenbefund von normal zu pathologisch verändert.

An diesem Fall werden einige Punkte deutlich: Wenn Beschwerden ungeachtet jüngerer Untersuchungen anhalten, kann eine neue Untersuchung notwendig und sinnvoll sein. Das ist gute ärztliche Praxis. Zweitens: Wenn eine Therapie nicht in einem angemessenen Zeitraum zur Besserung führt, muß sie als uneffektiv betrachtet werden. Drittens: Die gleichzeitige Anwesenheit mehrerer Warnsignale (Krebsgeschichte plus ungeklärte Schmerzen) bringt dem Praktizierenden die angemessene Vorgehensweise schnell ins Bewußtsein.

Ungeklärtes Fieber
Dies ist ein weiteres kardinales Signal für eine gründliche Diagnostik. Krebserkrankungen jeder Art, primär oder metastasierend, können

sich zu Anfang als Fieber manifestieren. Weitere mögliche Ursachen für anders nicht zu erklärendes Fieber sind Bindegewebserkrankungen (rheumatisches Fieber,rheumatische Arthritis, Lupus erythematodes,[1] Infektionen (AIDS, Hepatitis, Malaria), Reaktionen auf Drogen oder Medikamente, Serumkrankheiten oder Thrombose.

Entzündliche Prozesse

Anzeichen für eine Entzündung sind Rötung, Hitze, Schwellung und Schmerz. Entzündungen können zusammen mit Infektionen auftreten (Geschwüre, Tripper) oder allein (Gicht, Reitersche Krankheit, Sehnenentzündung, Verstauchungen, Brüche). Das Auftreten dieser vier Symptome verlangt eine ärztliche Differentialdiagnose.

Infektiöse Prozesse

Ernste oder wiederkehrende infektiöse Prozesse erfordern medizinische Versorgung. Wenn sich von einer oberflächlichen Wunde, einem Schnitt oder einer wunden Stelle irgendwo am Körper rote Streifen ausbreiten, so ist das ein Zeichen für eine sich ausbreitende Infektion. Nicht heilende Infektionen können Ausdruck einer zugrundeliegenden Störung wie Diabetes sein. Sich ausbreitende Infektionen, wie Candida albicans (Pilzinfektionen), können allgemeine körperliche Symptome verursachen. Ein Tripper kann zu infektiöser Arthritis führen. Tuberkulose kann zu einer Reihe körperlicher Veränderungen führen wie Gewichtsverlust, Müdigkeit, Husten und allgemeiner Kraftlosigkeit.

Medikamente

Eine Reihe von Punkten betreffen verordnete Medikamente. Im alternativen Heilwesen Tätige tun gut daran, sich ein Basiswissen über gebräuchliche Medikamente zu verschaffen; sie sollten sich natürlich nicht mit ihrer Verordnung befassen. Das Verordnen, Verändern oder Absetzen von Medikamenten bleibt Ärzten vorbehalten. Medizinische Drogen sind hochwirksam und konzentriert und können *Nebenwirkungen* haben (Kopfschmerzen bei Nitroglyzerin, Osteoporose bei Cortison), *Überreaktionen* (Übelkeit bei Codein) oder *Allergien* (Hautausschlag bei Penicillin) auslösen. Wenn die Wahrscheinlichkeit dafür spricht, daß ein Medikament Probleme verursacht, schick deinen Klienten zum verschreibenden Arzt oder zu einem anderen Mediziner. Bei bestimmten Medikamenten muß die Dosierung langsam verändert werden, weil plötzliche Veränderungen problematisch oder gefährlich sein können. Es gibt so viele Menschen, die ständig irgendwelche Medikamente bekommen, daß es für alternative Therapeuten hilfreich ist, einige Informationsquellen verfügbar zu haben. Dazu gehören wenigstens ein Arzt, ein Apotheker und ein Exemplar des "Physician's Desk Reference".[2]

Schmerz

Schmerz kann sowohl physischen, mentalen (und emotionalen) wie seelischen Ursprung haben. Energetisch wird Schmerz durch blockierte Bewegung verursacht. Der Schmerz selbst kann durch Medikamente oder alternative Therapie zerstreut oder gemildert werden, aber übersieh dabei nicht die zugrundeliegende Ursache. Schmerz dient als Warnsignal, und ihn zu bekämpfen, ohne seine Ursache festzustellen, ist gegen jede Vernunft.

Krankes Aussehen

Je kranker jemand ist, desto dringender ist eine medizinische Untersuchung. Gewöhnlich lassen energetische Probleme einen Menschen nicht so krank aussehen wie körperliche Störungen.

Ungewöhnliche Beschwerden

Jede Kombination von Ereignissen, die sich nicht in deinen gewöhnlichen Bezugsrahmen einordnen läßt, ist Grund genug eine Warnlampe aufleuchten zu lassen. Jeder Therapeut entwickelt sein eigenes Spektrum an zu erwartenden Krankheitsmustern und therapeutischen Reaktionen. Wir diagnostizieren, behandeln und beobachten den Heilungsprozeß vor dem Hintergrund persönlicher und kollektiver (mit anderen Praktizierenden geteilter) Erfahrungen. Wenn irgendetwas "nicht richtig aussieht", laß das ein Warnsignal für dich sein. So ein Eindruck kann völlig intuitiv sein oder "aus dem Bauch" kommen, er sollte in jedem Fall ernst genommen und weiter verfolgt werden. Daraus kann kein Schaden entstehen, aber es kann viel Schaden verhindert werden.

Grundsätzliches zur Wichtigkeit der Warnsignale

Jedes Heilungssystem und jeder, der im Rahmen eines solchen Systems arbeitet, hat bestimmte Vorannahmen. Meine Vorannahme ist, daß die westliche Medizin das wichtigste System der Gesundheitsversorgung in unserem Land ist und daß wir im Zweifelsfall ihre Hilfsmittel heranziehen sollten. Die vorstehenden Richtlinien sollen dem im alternativen Gesundheitswesen Tätigen dabei helfen, sich in Richtung der medizinischen Gemeinschaft zu orientieren; ihnen liegt nicht die Ansicht zugrunde, daß die allopathische Medizin notwendigerweise überlegen wäre. Es ließe sich mit Leichtigkeit eine Liste von Warnsignalen für die Mediziner erstellen, die angibt, wann man sich an die alternativen Heilberufe wenden und Unterstützung suchen sollte. Die grundsätzliche Aufgabe ist, von größtmöglichem Nutzen für den Patienten zu sein und keinen Schaden anzurichten.

Sprache im therapeutischen Kontext

Autorisation

Was wir im Zusammenhang mit der therapeutischen Begegnung sagen, kann auf unsere Klienten mindestens so viel Wirkung haben wie Medikamente oder die Therapie selbst. Klare, bedeutsame und positive Kommunikation ist Teil einer optimalen Gesundheitsversorgung. In dem Moment, wo jemand seine Zulassung als Arzt hat oder als alternativer Heiler anerkannt ist, wird er oder sie historisch und kulturell "autorisiert". Gesellschaft, Rechtsprechung, der Kranke und seine Familie, sie alle steigern noch diese Autorität. Es ist eine mächtige Kraft, die der Praktizierende erkennen muß. Er muß sich auch dessen bewußt sein, daß sie ihm geschenkt wurde, auch wenn er sich überhaupt nicht darum bemüht hat. Es liegt in der Natur dieser Autorisation, daß bei uns sowohl bewußte wie unbewußte Teile daran beteiligt sind. Weil dies Moment der Autorisation zu oft den (bewußt) erworbenen Fertigkeiten oder Abschlüssen untergeordnet wird und etwas ist, daß nicht aktiv angestrebt wurde, wird seine Existenz und die daraus entstehenden Folgen oft nicht oder nicht völlig erkannt. Der Praktizierende ist sich dessen oft nicht bewußt oder hat im Zuge seines beruflichen Alltags die tatsächliche Größe dieser Autorisation vergessen. Als Folge daraus kann diese Autorität tatsächlich zu einer Gefahr für die Gesundheit des Patienten werden. Wir wollen genauer untersuchen, warum das so ist.

Unterhalb der Ebene professionellen Verhaltens und der Ausübung bestimmter gelernter Fähigkeiten liegt die subtilere Ebene der Interaktion zwischen Therapeut und Klient, ein Faktor, der direkt und umfassend den Verlauf der Gesundheit oder der Krankheit beeinflußt.

Worte, Andeutungen, Einstellungen und Gesten, die aus einer "auto-risierten" Quelle kommen, hinterlassen alle prägende Eindrücke in Körper. Geist und Seele der hilfesuchenden Person. Die innere Welt des Klienten wird sehr stark von den Worten des Therapeuten und ihren Implikationen beeinflußt.[3] Wenn z.B. jemand eine chronische Krankheit hat, die nicht lebensbedrohlich und vielleicht relativ unbe-deutend ist, wie manche Fälle von Allergien, können ärztliche Äußerungen wie "Da kann man nichts machen" oder "Damit müssen Sie den Rest Ihres Lebens leben" ihn buchstäblich in den Grundfesten erschüttern. Depressionen, Ängste und eine Verschlimmerung der Krankheit können die Folge solcher Bemerkungen sein. Wichtiger noch, wenn jemand etwas als hoffnungslos ansieht oder als ohne jede Aussicht auf Heilung, dann wird sich das auch bewahrheiten. Wir können von einer Vision begrenzt und gefesselt sein so wie wir durch eine andere befreit und erlöst sind. Als professionelle Heiler müssen wir wachsam sein für den Eindruck, den unsere Kommentare, Gesten, Einstellungen und gelegentlichen Bemerkungen in der Psyche unserer Klienten hinterlassen. Wieviel besser wäre es gewesen, wenn der Arzt gesagt hätte "Es gibt nichts, was ich für Sie tun könnte".

Zum Schreiben dieser Zeilen hat mich eine in meiner Praxis immer wiederkehrende Situation veranlaßt: Jemand hat kürzlich Rücken-schmerzen bekommen, die vielleicht ein oder zwei Wochen anhielten. Er hat Röntgenaufnahmen machen lassen, die eine chronische dege-nerative Veränderung zeigen, z.B. Arthritis oder Bandscheibenabnut-zung. Viele Ärzte schreiben den Schmerz diesen Röntgenbefunden zu und zeigen und erklären sie dem Patienten als Ursache seines Problems. Der Trugschluß besteht darin, daß der Schmerz ein oder zwei Wochen dauerte, während die im Röntgenbild sichtbare Verän-derung seit einigen Jahren besteht. Der Patient ist vielleicht mit einer simplen Zerrung in die Sprechstunde gekommen, weil er sich verho-ben hat, und geht mit einem "degenerativen Bandscheibenschaden" oder einer "Osteoarthritis der Wirbelsäule" nach Hause. Die Saat ist gelegt. Der Mensch hat eine Krankheit bekommen, die sein Bewußt-sein jetzt vielleicht lebenslang beschäftigt, die aber überhaupt nicht in erster Linie der Grund seiner Schmerzen war. Nach meiner Erfahrung gibt es nicht immer einen deutlichen Zusammenhang zwischen Röntgenbefunden und dem Ausmaß des Schmerzes oder der Fehl-funktion eines Körperteils. Röntgenbilder haben oft von sich aus keinen Wert, sondern müssen im Lichte der Krankengeschichte und der gegenwärtigen Beschwerden gesehen werden.

Die Autorität des professionellen Heilers wird durch die emotionale Instabilität, die in der Patientenrolle liegt, verstärkt. Aus einem Gefühl der Unsicherheit heraus hinsichtlich der eigenen Gesundheit sucht der Patient einen anderen Menschen mit dem Wunsch nach Hilfe auf. Mit erschüttertem Selbstvertrauen wird jede eingehende Information jetzt doppelt gewichtet. Mehr noch, wegen seiner Ängste, Zweifel und anderen emotionalen Belastungen, mit denen sich der Patient herumschlägt, ist die Wahrscheinlichkeit groß, daß er Informationen verdreht oder überhaupt nicht aufnimmt. Als professionelle Heiler ist unsere Kommunikation mit den Patienten Teil der heilenden Beziehung. Wir müssen doppelt darauf achten, klare Informationen und Vorstellungen zu vermitteln. Wir müssen uns hier, wie überall in unserer Behandlung, von dem Grundsatz "Verursache keinen Schaden" leiten lassen.

Die Sprache der Heilung

Der Therapeut kann seinem Patienten zu einer heilsamen Einstellung gegenüber seiner Krankheit oder Störung verhelfen, indem er Sorgfalt darauf verwendet, Ideen, Bilder und Vorstellungen zu erzeugen, die den Patienten nicht zum Opfer seiner Krankheit machen, sondern eher eine positive Haltung fördern. Die Entwicklung der Biofeedback-Methoden hat gezeigt, daß der Körper auf Sprache und Bilder reagiert. Die meisten von uns haben keinen direkten Zugang zu autonom geregelten Körperfunktionen. Wir können unserem Blutdruck nicht "sagen", daß er niedriger werden soll, oder unseren Händen, daß sie sich erwärmen sollen. Durch die Entwicklung geeigneter geistiger Vorstellungen und durch entsprechendes Training können solche Funktionen aber sehr wohl beeinflußt werden. Innere Bilder beeinflussen das Unterbewußtsein und das autonome Nervensystem, weil diese Systeme nicht zwischen realen und imaginierten Ereignissen unterscheiden können. Dr. Carl Simonton hat die Wirksamkeit von Imaginationen in der Krebsbehandlung demonstriert, genauso Dr. Gerald Jampolsky im *Center for Attitudinal Healing*.

So wie einige Vorstellungen den Heilungsprozeß positiv beeinflussen können, so können andere auch Krankheit und Störungen hervorrufen. Das Unterbewußtsein hat keinen Sinn für Doppeldeutigkeiten, keinen Sinn für Humor und kein Zeitgefühl. Weil es alles wörtlich nimmt, geben Menschen sich oft unwissentlich Autosuggestionen oder Vorstellungen, die ihre Fähigkeiten einschränken oder ihre Gesundheit schädigen. Das Wissen um diese Prozesse ist wichtig, wenn man mit Menschen arbeitet und Verhaltensmuster oder Einstellungen feststellt, die sie unwissentlich negativ beeinflussen.

In diesen Zusammenhang gehören vier gebräuchliche *Worte*. Das erste ist "versuchen". In dem Wort "versuchen" steckt implizit "keinen Erfolg haben, scheitern". Jemand, der das Rauchen aufgeben will, und sagt "Ich will *versuchen*, aufzuhören", gibt an sein Unbewußtes die Botschaft, daß er zwar den (anstrengenden) Versuch unternehmen wird, daß er aber scheitern wird. Das ist eine Doppelbotschaft, die die Aufgabe erheblich erschwert.

Die zweite vermischte Botschaft ist "Ich kann nicht". Hier entsteht Verwirrung, weil viele sagen "Ich kann nicht", während sie eigentlich meinen "Ich will nicht". Niemand kann körperlich von der Erde auf den Mond springen, so daß die Aussage "Ich kann nicht auf den Mond springen" unzweifelhaft richtig und wahr ist. Für Aussagen wie "Ich kann nicht abnehmen" gilt das aber in der Regel nicht, trotzdem ist das die Botschaft, die das Unbewußte hört. Viel besser wäre zu sagen "Ich will nicht abnehmen" oder "Ich war (bislang) nicht in der Lage abzunehmen". Es ist extrem schwierig etwas zu tun, von dem man seinem Unbewußten gesagt hat, es sei unmöglich zu tun; mit einer solchen Aussage entkräftet man sich selbst.

Ein drittes mit Vorsicht zu behandelndes Wort ist "sollte". Das Wort unterstellt eine Autorität außerhalb unserer selbst, ein Gebot irgendwo, daß unser Verhalten anders oder nicht so sein "sollte" wie es ist. Wenn wir in der Welt der "sollte" leben, mindern wir unseren eigenen Willen, unsere Selbstbestimmtheit und die Fähigkeit zu eigenverantwortlichem Handeln. Auch wenn das, was man tun "sollte", völlig in Ordnung ist, ist es immer noch besser, etwas zu sagen oder zu handeln, ohne das Wort selbst zu benutzen. Zum Beispiel "solltest" du vor dem Überqueren einer Straße nach beiden Seiten gucken. Das ist ein guter Rat und eine richtige Information. "Guck nach beiden Seiten, bevor du über die Straße gehst" ist trotzdem die bessere Aufforderung, da sie sich einer Person zuschreiben läßt und nicht einer äußeren Autorität.

Das vierte Wort ist eher eine Vermischung auf der Ebene des Bewußtseins als eine vermischte Botschaft an das Unterbewußtsein. Das Wort heißt "aber". Dies ist ein absolut "gutes" und wichtiges Wort, das alles im Satz Vorhergehende negiert oder abschwächt. Nur wenn "aber" irrtümlich benutzt wird, wenn die Person eigentlich "und" meint, wird es verwirrend. Das Wort "und" führt einen Gedanken fort, während "aber" die Denkrichtung umkehrt.

Unterscheidung von Ursache und Wirkung

Wenn es nicht absolut notwendig ist, bring Symptome oder Beschwerden nicht mit dem Prozeß des Älterwerdens in Verbindung. Jedes Symptom, das mit dem Altern verbunden ist, wird den Menschen begleiten, solange er älter wird, und das heißt natürlich für den Rest seines Lebens. Höre genau zu, wenn jemand dir seine Krankheitsgeschichte oder seine Symptome schildert. Wenn der Patient unwissentlich Aussagen macht wie "Es ist schon hart, alt zu werden" oder "Ich bin auch nicht mehr so jung wie früher mal" oder "Ich fühle mich wie ein alter Mann (eine alte Frau)", heißt das gewöhnlich, daß in seiner Vorstellung zumindest ein Teil seines Problems mit dem Alter zusammenhängt. Kläre solche Bemerkungen, wann immer es möglich ist. Wenn du es schaffst, eine gedankliche Trennung zwischen der Krankheit oder dem Symptom und dem Prozeß des Älterwerdens herbeizuführen, besteht eine wesentlich größere Wahrscheinlichkeit der Heilung.

Die Bemerkung "Es ist schon hart, alt zu werden!" gegenüber einem Patienten zu äußern, der über irgendwelche simplen Schmerzen klagt, ist aus dem Mund einer "autorisierten" Person schlicht unmoralisch. Ich habe eine ganze Reihe von Menschen gesehen, deren Genesung schlagartig einsetzte, als sie begriffen, daß ihre "Schleimbeutelentzündung" oder ihre Rückenschmerzen mit Streß, dem Wetter oder einer Verletzung und nichts mit dem Altern zu tun hatte. Probleme, die sie seit langer Zeit geplagt hatten und die irgendein wohlmeinender Mensch dem Älterwerden zugeschrieben hatte, lösten sich plötzlich. Was vielleicht noch wichtiger ist, Wohlbefinden, Vitalität und Selbstvertrauen kehren zurück, wenn man das Konzept vom "Alt werden" aufgibt.

So wie der Arzt durch das Trennen der Symptome vom Prozeß des Älterwerdens die Gesundung unterstützen kann, ist es auch hilfreich, Symptome von feststehenden Krankheitsbegriffen loszulösen. "Meine Schulter tut weh" ist eine Tatsachenbeschreibung, die das Hier und Jetzt beschreibt und zunächst keine weiteren Implikationen hat. "Meine Arthritis tut weh" verstärkt die Krankheit, indem es den Gedanken tiefer ins Hirn eingräbt, die Arthritis sei ein Teil von mir so wie ein Arm oder ein Bein. Auch wenn die genannte Krankheit *tatsächlich* Ursache der Beschwerden ist, ist es gesünder, einfach das Symptom zu beschreiben und nur zu sagen, daß der Arm weh tut.

Affirmationen

In unserem Denken verwurzelte Bilder, Zielvorstellungen und Ideen tendieren dazu, sich selbst erfüllende Prophezeiungen zu werden. Der Körper nimmt solche Aussagen oder Bilder buchstäblich als Wahrheiten und sorgt dafür, daß sie sich als Realitäten manifestieren. Kreativ eingesetzt, erzeugen Affirmationen wie "Jeden Tag geht es mir besser und besser", "Ich bin völlig gesund und leistungsfähig" oder "Heute ist heute, und ich bin froh darüber" unbewußte Programme, die uns zu einem erfüllteren, aktiveren und schöpferischen Leben führen.

Ich habe viele Patienten, die sich jeden Morgen als Teil ihrer Vorbereitungen für den kommenden Tag verbal ihre gute Gesundheit bestätigen, indem sie sich entsprechende Affirmationen vorsagen. Die Wirksamkeit von Affirmationen wird sehr gesteigert, wenn man sie laut ausspricht und öfter wiederholt. Die Botschaft tatsächlich zu hören bezieht ein weiteres Sinnesorgan ein und hinterläßt einen tieferen Eindruck. Dabei sind manchmal fünf, zehn oder noch mehr Wiederholungen notwendig, um wirklich zu "hören".

Heilungsperspektiven

Der letzte Punkt in diesem Zusammenhang hat damit zu tun, sich eine klare unverzerrte Perspektive von den unterschiedlichen Richtungen und Ansätzen im Gesundheitswesen zu erhalten. Zu viele Praktizierende haben eine negative Grundeinstellung gegenüber anderen als den eigenen Heilungssystemen. Ein Teil dieser Vorurteile wird offen in der Ausbildung angelegt. Ein anderer Teil kommt daher, daß jeder von uns genau die Patienten anzieht, die mit ihrer gegenwärtigen Versorgung unzufrieden sind oder schon eine ganze Skala von Therapien hinter sich haben und sich immer noch nicht wohlfühlen.

Diese Auswahl an unzufriedenen Leuten ist nicht repräsentativ für die Gesamtbevölkerung. Wenn z.B. ein Therapeut den lieben langen Tag Leute sieht, die ihm sagen, daß eine bestimmte Therapie(richtung) ihnen nicht geholfen oder sogar Probleme verursacht hat, kann er leicht den Eindruck bekommen, daß diese Therapie ungeeignet oder sogar schädlich ist. Wenn er sich daran erinnert, daß seine Patientenauswahl nicht repräsentativ für alle Leute ist, wird ihm das helfen, ungerechtfertigte Urteile, die auf einer verzerrten Stichprobe beruhen, zu vermeiden.

Andere Kollegen sehen unsere Fehler, so wie wir ihre sehen. Sich gegenseitig aus der Sicht unzufriedener Klienten zu beurteilen führt zu Entfremdung und Aufsplitterung in den heilenden Berufe, indem es uns überkritisch einander gegenüber macht und wenig zu gegenseitigem Respekt und Harmonie im Heilwesen beiträgt. Wenn wir eine größere repräsentativere Auswahl an Patienten betrachten oder uns vielleicht die Zeit nehmen, andere Heilungssysteme genauer zu untersuchen, ihre Herangehensweise und ihre Erfolge zu sehen, die Meinung zufriedener Patienten zu hören, dann haben wir einen der Wirklichkeit näheren Blickwinkel gegenüber anderen Berufen.

Die Schulmedizin und das alternative Heilwesen haben verschiedene Ansichten zu Krankheit und Gesundheit. Die erste sieht Krankheit grundsätzlich als Ereignis; ist die Krankheit vorbei, ist auch das Problem vorbei. Sie hat keine Vorstellung von einem "Heilungsprozeß". In der Naturheilkunde wird Krankheit als Teil eines größeren Prozesses im Leben eines Menschen gesehen. Zur Krankheit gehört dort eine lange Vor- und Nachgeschichte sowie eine eigene Dynamik der Heilung (Herrings Gesetz der Heilung, siehe Kapitel 6). Die Interpretation der Symptome kann deshalb von den beiden Blickwinkeln her radikal verschieden ausfallen. Für einen Naturheilkundler kann ein Hautausschlag, der im Zuge der Genesung bei einem Asthmakranken auftritt, eine Heilungskrise bedeuten und als Beweis dienen, daß es dem Patienten gut geht und er keine Behandlung braucht. Derselbe Ausschlag ist für den Schulmediziner vielleicht Ausdruck einer Krankheit oder eine Komplikation in der Behandlung und wird als pathologisch behandelt.

Aus demselben Grund gibt es in der westlichen Medizin die Ansicht, daß bestimmte Bedingungen lebenslang bestehen und andauernder Medikation bedürfen. Jemand mit "essentiellem" Bluthochdruck wird auf bestimmte Medikamente "eingestellt" in der Annahme, daß sein Zustand so bleiben muß. In naturheilkundlichen Heilungssystemen wird der Bluthochdruck vielleicht als Reaktion auf einen zugrundeliegenden Streßzustand gesehen oder als energetisches Ungleichgewicht im gegenwärtigen Lebensprozeß des betreffenden Menschen. Dabei wird aber davon ausgegangen, daß er zu einem späteren Zeitpunkt vielleicht wieder einen normalen Blutdruck hat.

Heilende Vision

Dr.Yeshi Donden, ein bekannter tibetanischer Arzt, sagte 1984 auf einer Konferenz zur traditionellen Akupunktur, daß jemand erst dann im Heilwesen arbeiten sollte, wenn er oder sie erleuchtet sei. Er beschrieb Erleuchtung als Verkörperung von vier wesentlichen Elementen: Liebe, Hingabe, Freude und Unvoreingenommenheit. Dann beschrieb er den großen Unterschied zwischen der Einstellung des kranken Menschen und der des Heilers: "In der Vorstellung und Wahrnehmung des Heilers ist das Universum verschieden vom Universum der Hoffnungslosigkeit und Unmöglichkeit des Patienten; es ist das Universum der Entwicklungsfähigkeit und der Möglichkeiten."

Prof. Jack Worsley lehrt Akupunkteure, tief genug in einen Menschen zu schauen, um seine gesunden Anteile, seinen Kern, seine Möglichkeit zu vollständiger Gesundheit zu sehen; "das aufgehende Licht zu sehen" ist ein Bestandteil von Heilen.

Wenn wir den Therapieprozeß mit einer Vision von der Entwicklungsfähigkeit und den Möglichkeiten des Klienten beginnen und diese Vision im Laufe der Behandlung verlieren, reduzieren sich unsere Chancen, diesen Menschen zu heilen, drastisch. Wenn wir es nicht schaffen, die positive Vision, "das Universum der Entwicklungsfähigkeit und der Möglichkeiten" zurückzugewinnen, dann ist es Zeit, den Patienten an jemand anderen zu überweisen. Um dem Wesen des hippokratischen Eides gerecht zu werden und unsere Autorisation als Heilende zu rechtfertigen, müssen wir die Vision von Gesundheit und Wohlergehen eines anderen Menschen solange bewahren, bis dieser Mensch unsere Vision genauso gut sehen kann wie wir selbst.

---

[1] "Schmetterlingsflechte" - wegen eines charakteristischen Ausschlags im Gesicht, der aber nicht auftreten *muß* (A. d. Ü.)

[2] In Deutschland die "Rote Liste"(A.d.Ü.).

[3] Es sei daran erinnert, daß der Autor von somatischer bzw. energetischer Therapie ausgeht, bei der die Einbeziehung "psychischer" Ereignisse ja alles andere als selbstverständlich ist (A.d.Ü.).

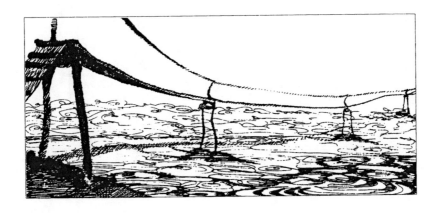

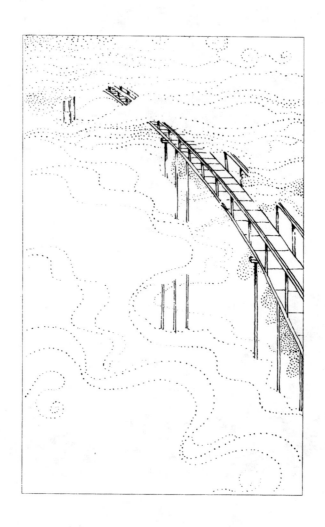

Kapitel 6

BRÜCKEN DER SPEKULATION

"Die Grenzen unseres Wissens sind ständig in Bewegung und liegen irgendwo zwischen Tatsachen und Fiktion."

Die in diesem Kapitel entwickelten Ideen zur Physiologie der Energie sind weder Tatsachen noch Fiktion. Vielmehr sind es Spekulationen darüber, wie in den Beziehungen zwischen Energie und physischem Körper Homöostase oder Gleichgewicht gehalten wird. In seinem Buch "Science of Homeopathy" schreibt George Vithoulkas:

"Unter dem Aspekt elektrodynamischer Schwingung ...erreicht die Lebenskraft des menschlichen Organismus ein enormes Ausmaß an Komplexität. Die aus einem solchen komplexen Organismus resultierende Schwingung eines solch komplexen Organismus ist ... ungeheuer kompliziert und verändert jeden Augenblick ihre Frequenz, ihre Amplitude, das gesamte Schwingungsmuster. Im menschlichen Organismus gilt die Ebene der Lebenskraft als "dynamische Ebene", die alle Bereiche des Seins gleichermaßen beeinflußt....Es gibt Gesetze und Prinzipien, die sowohl krankmachende wie auch therapeutische Einflüsse auf dieses System bestimmen."

Energie und Bewegung

Eine der diesen Gesetzen und Prinzipien zugrundeliegende Annahme ist, daß Bewegung ein notwendiges Charakteristikum von Energie ist. Bewegung begegnet uns in vielen Formen: Die Schwingung eines einzelnen subatomaren Teilchens, koordinierte Bewegung in den Strömen einzelner Organsysteme oder Verschiebungen in den Beziehungen der Systeme untereinander.

Bewegung im subtilen Körper wird auf verschiedene Arten angeregt und erhalten. Mechanisch wird sie durch körperliche Bewegung sowie durch Atmung, Herzschlag, Darmperistaltik und die Bewegung von Blut, Lymphe und anderen Körperflüssigkeiten angeregt, außerdem durch Reibungskraftfelder, die durch das Aufeinandertreffen beweglicher Substanzen entstehen (Blut, das durch Gefäße fließt, unser Körper, der sich durch die umgebende Luft bewegt usw.). Elektromagnetisch wird der subtile Körper durch die Milliarden von elektrischen Impulsen in unserem Nervensystem beeinflußt. Direkte Energieversorger für den subtilen Körper sind das Sonnenlicht, Stoffwechsel- und Atmungsprozesse, der Schwingungsanteil unserer Sinneseindrücke, die vielen Chakras, die Akupunkturpunkte als Antennen und die Blitzableiterfunktion des Körpers.

Weil physischer und subtiler Körper sich in ständiger Resonanz befinden, beeinflussen die Schwingungen des gedanklichen Feldes (unsere Gedanken, mentalen Prozesse, Emotionen und Vorstellungen) die molekulare Struktur unseres Körpers. Diese Wechselwirkung ist eine Erklärung für die Macht und die Wirksamkeit von Meditation und Visualisierung. Sie ist die Grundlage fundamentaler Prinzipien von Krankheit und Heilung. In seinem Buch "Toward a Future Medicine Based on Controlled Energy Fields" stellt William Tiller Verbindungen zwischen unseren gedanklichen Feldern und dem Wolffschen Transformationsgesetz her:

"Es ist nützlich, sich Wolffs Gesetz von der Knochenstruktur zu vergegenwärtigen: Wenn ein Knochen über lange Zeit ungewöhnlicher Belastung ausgesetzt ist, wachsen ihm Trabeculae (eine Art Knochenbälkchen), und zwar genau an den Stellen, an denen sie gebraucht werden, um der Belastung besser standzuhalten. Das physikalische Spannungsfeld hat wahrscheinlich Verbindung zum elektrostatischen Feld des Systems und verursacht dort Veränderungen, die ihrerseits veranlassen, daß Ionen und Moleküle an bestimmte Orte transportiert werden... Wenn wir diesem Gedanken weiter folgen, können wir uns vorstellen, daß gedankliche Felder wie eine Spannung wirken, die das magnetochemische Potential der Moleküle beeinflußt."

Schwingung und Bewegung des subtilen Körpers werden außerdem von Faktoren beinflußt, die außerhalb des Körpers liegen. Dazu gehören Temperatur und Luftfeuchtigkeit, biologische Zeiten (Tages- und Jahreszeit) sowie astronomische Ereignisse. Es gibt viele Beziehungen zwischen den Himmelskörpern und dem Planeten Erde, z.B. beeinflußt ja die Gravitation des Mondes alle Wasserstände. Ständig werden neue Beziehungen entdeckt, z.B. der Einfluß der "Sonnenflekken" auf menschliches Verhalten, oder daß ein Mangel an Sonnenlicht zu Depressionen führt. Zur Beeinflussung von Wasser durch Sonnenlicht gibt es ein interessantes Experiment.[1] Das Experiment bestand darin, daß dem Sonnenlicht ausgesetztes Wasser zu unterschiedlichen

Zeiten während einer Sonnenfinsternis geschüttelt wurde. Die Ergebnisse des Versuchs enthalten in meinen Augen bemerkenswerte, ja grundlegende Implikationen dafür, wie Schwingungen Eindrücke in unserem subtilen Körper hinterlassen. Bei dem Experiment wurde eine Reihe identischer, mit Wasser gefüllter Gläser vor einer Sonnenfinsternis in die Sonne gestellt. Während der Sonnenfinsternis wurde dann alle fünfzehn Minuten ein anderes Glas geschüttelt. Nach der Finsternis wurden in alle Gläser Samen gepflanzt und ihr Wachstumsverlauf aufgezeichnet. Die Kurven zeigten ein vermindertes Wachstum bei den Samen, deren Wasser zur Mitte der Sonnenfinsternis geschüttelt worden war. Gegen Ende nahm das Wachstum zu. Die signifikanten Variablen waren das Schütteln des Wassers und der jeweilige Zeitpunkt während der Sonnenfinsternis.

Theodore Schwenk benutzte das Experiment, um die Beeinflußbarkeit des Wassers durch Sonnenlicht zu demonstrieren. In meiner medizinischen Praxis habe ich oft darüber nachgedacht, ob heftige Schwingungen im subtilen Körper eines Menschen ihn wohl auch leichter "beeindruckbar" machen. Wie ich schon erwähnt habe, reagieren zwei anscheinend ähnliche Verletzungen auf Therapie oft völlig unterschiedlich. Eine wichtige Variable scheint das Ausmaß an Streß (genauer: energetischer Erschütterung) zu sein, dem der Mensch zum Zeitpunkt des Ereignisses ausgesetzt war.

Homöostatische Beziehungen

Obwohl oder gerade weil die Anzahl der auf unsere Schwingungen einwirkenden Einflüsse schier unendlich ist, lohnt es sich, über einige spezifische Aspekte zu spekulieren. In Anlehnung an die traditionelle chinesische Medizin bekommen wir zum Zeitpunkt unserer Empfängnis ein bestimmtes Quantum an Chi, das unser Leben lang von dem Chi aus unserer Nahrung und aus der Luft, die wir atmen, genährt wird.

Die Beziehungen dieser beiden Quellen von Chi untereinander und zum ererbten Chi sind sehr komplex, so wie die Stoffwechselprozesse von Sauerstoff und Nährstoffen in der Physiologie. Mein Verständnis von medizinischen und energetischen Zusammenhängen hat mich aber zu der Annahme geführt, daß es eine stark vereinfachte homöostatische Beziehung zwischen dem Bedarf an Schwingung aus der Nahrung und dem Bedarf an Schwingung aus der Luft gibt, genauso, wie es eine direkte Beziehung gibt zwischen der Nahrung,

155

die wir umsetzen, und der Luft (dem Sauerstoff), die wir dabei verbrauchen. Es gibt außerdem eine stark vereinfachte Beziehung zwischen Schwingung und Kalorien im Essen wie zwischen Schwingung und Sauerstoff in der Luft. Der Körper hat vier unterschiedliche Grundbedürfnisse, die in homöostatischen Beziehungen zueinander stehen und von denen jedes eine körperliche Reaktion bedingen kann.

Homöostatische Beziehungen

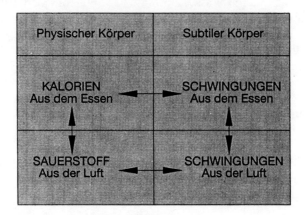

Das jeweils dringlichste Bedürfnis sorgt für eine vorrangige Stimulation der gastrointestinalen bzw. respiratorischen Systeme des Körpers. Im physischen Körper ist es die Konzentration der im Blut gelösten Gase, vor allen Sauerstoff und Kohlendioxyd, die die Atmung reguliert, und Faktoren wie Magenkontraktion, Blutzuckerspiegel und Durst, die das Bedürfnis nach Essen und Trinken bestimmen.

Im Energiekörper stimulieren die jeden Moment sich ändernden energetischen Bedürfnisse die Atmung. Das Bedürfnis des Körpers nach Schwingungsenergie kann am schnellsten durch die Schwingung der Luftmoleküle befriedigt werden. Die tiefer liegenden, "tragenden" Schwingungen des Körpers werden von der Schwingungsenergie im Essen und Trinken gespeist. Sie beeinflußt den Körper langsamer, weil die Nahrung erst von den gastrointestinalen und anderen am Stoffwechsel beteiligten Systemen bearbeitet wird. Ist sie aber erst einmal im Körper, sind ihre Auswirkungen länger anhaltend und ausdauernder. Wir nutzen beide Quellen gleichermaßen, um die Körperschwingungen zu erhalten, obwohl wir, wie wir später sehen werden, zu bestimmten Gelegenheiten mehr auf das eine oder das andere System angewiesen sind.

Körperliche Mechanismen der Energieregulation

Um die homöostatischen Mechanismen des Körpers und seine Fähigkeit zur Energieregulation besser einschätzen zu können, wollen wir zunächst einen Blick auf unsere physische Anatomie werfen. In bezug auf das respiratorische System ist der Nasenrachenraum von besonderer Bedeutung. Dies ist die erste Station, die die Luft auf dem Weg in den Körper passieren muß. In jedem Nasenloch gibt es drei Passagen (obere, mittlere und untere), die durch Schleimhautfalten (Nasenmuscheln) gebildeten Nasengänge.

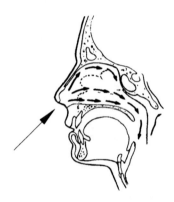

Bewegung der Luft in den oberen Atemwegen

Je nachdem durch welche Passage die Luft fließt, wird ihre genaue Bewegungsrichtung vom Gesicht zur Rachenrückwand bestimmt. Luft, die in den oberen Nasengang gelangt, fließt aufwärts und reizt den Geruchssinn, um dann umgelenkt zu werden oder eine Wendung zu beschreiben und abwärts in Luftröhre und Lungen zu fließen. Diese oberste Nasenkammer wird nach oben durch die Siebbeinplatte abgeschlossen, eine mit feinen Luftzellen durchsetzte Knochenplatte, die die Nasenhöhle vom vorderen Teil des Gehirns trennt. Die Schleimhaut dieser Region ist durchsetzt mit Geruchszellen.

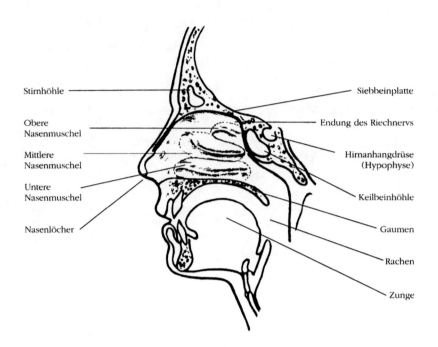

Stirnhöhle

Obere
Nasenmuschel

Mittlere
Nasenmuschel

Untere
Nasenmuschel

Nasenlöcher

Siebbeinplatte

Endung des Riechnervs

Hirnanhangdrüse
(Hypophyse)

Keilbeinhöhle

Gaumen

Rachen

Zunge

Schnitt durch die Nase und benachbarte Strukturen

An der Oberseite des Siebbeins befindet sich ein knochiger Grat, mit dem eine der stützenden Strukturen des Hirns, die Großhirnsichel (Falx cerebri), verbunden ist. Die Siebbeinplatte wird genau wie die auf ihr befindlichen Geruchszellen von der durch die oberen Nasengänge strömenden Luft stimuliert, wenn diese abwärts zu den Lungen umgelenkt wird.

Innerhalb des Nasenrachenraums gibt es vier bedeutende Nebenhöhlen: Stirnbeinhöhlen, Siebbeinhöhlen, Keilbeinhöhlen und Kieferhöhlen. Sie alle haben mit der Hauptnasenhöhle kommunizierende Öffnungen und sind wie die Nasenwände mit Schleimhaut ausgekleidet. Zwischen den Nebenhöhlen und den Nasengängen gibt es einen freien Austausch von Luft und Flüssigkeiten. Wenn durch die Nase Luft eintritt, so geht ein Teil davon in die Nebenhöhlen, füllt sie und verläßt sie wieder.

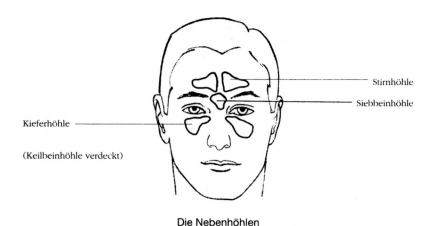

Stirnhöhle

Siebbeinhöhle

Kieferhöhle

(Keilbeinhöhle verdeckt)

Die Nebenhöhlen

Die knochigen Wände der Nebenhöhlen und Luftkammern sind z.T. papierdünn; das gesamte Höhlensystem wirkt wie ein Resonanzkörper und Verstärker für die Schwingungen und Molekülbewegungen der in ihm enthaltenen Luft. Wir kennen alle das Gefühl von Dumpfheit und Leblosigkeit im Gesicht, wenn die Nebenhöhlen wegen einer Erkältung oder Entzündung verstopft sind und wir das Gefühl für die Knochenresonanz verloren haben.

Die von den Knochen übertragenen Schwingungen aus der Luft in den Nebenhöhlen beeinflussen angrenzende Strukturen. Die Stirnhöhlen liegen oberhalb und zwischen den Augenbrauen in der Region, in der sich auch das sechste Chakra, unser "drittes Auge", befindet. Die Siebbeinhöhle und die Luftzellen in der Siebbeinplatte grenzen ans Gehirn an. Die Höhlungen und Lufttaschen des Keilbeins stehen in Beziehung zur Hypophyse, die in einer Ausbuchtung des Keilbeins liegt und von Lufttaschen umgeben ist.

Einige Knochenwandungen der Nebenhöhlen werden von der das Gehirn umgebenden Zerebrospinalflüssigkeit (Liquor cerebrospinalis) umspült, so daß die Schwingungen in den Nebenhöhlen direkt auf diese Flüssigkeit einwirken. Die Zerebrospinalflüssigkeit umgibt Hirn und Rückenmark wie ein Polster, setzt sich aber auch noch ein Stück weit an den Abgängen der Spinalnerven zwischen den Wirbeln fort. Untersuchungen mit dem Elektronenmikroskop zeigen, daß das Bindegewebe perforiert ist, also kleine Höhlungen aufweist. Obwohl in der schulmedizinischen Physiologie nicht allgemein anerkannt, sind viele der Meinung, daß ein Teil des Liquors das Zentralnervensystem durch diese mikroskopisch feinen Tuben verläßt, um dann über das lymphatische System zum Hauptkreislauf zurückzukehren. Von diesem Standpunkt aus gesehen, würde jede Schwingung in der Zerebrospinalflüssigkeit über das Netzwerk des Bindegewebes durch den ganzen Körper übertragen.

Schwingungen in den Nebenhöhlen können auch Akupunkturmeridiane des Gesichts beeinflussen. Die Kieferhöhlen liegen direkt auf dem Weg des Magenmeridians und neben dem Dickdarmmeridian. Die Stirnhöhlen werden vom Blasenmeridian überquert, und fast alle der tiefen Verbindungsbahnen des Gesichts stehen zu einer oder mehreren Nebenhöhlen in Beziehung. Durch diese Meridiane können Schwingungen direkt in den Energiekörper gebracht werden.

Atemrhythmus

Gewöhnlich ist ein Nasenloch weiter geöffnet als das andere. Nach Ansicht der schulmedizinischen Physiologie sollten beide Nasenlöcher gleich funktionieren, und jede Abweichung davon wird als anomal betrachtet. Es gibt jedoch auch die Ansicht, daß diese Ungleichheit nicht nur normal ist, sondern daß es in einem ausgeglichenen, gut funktionierenden Körper einen natürlichen Drei- bis Vierstundenrhythmus gibt, in dem wir abwechselnd hauptsächlich jeweils durch ein Nasenloch atmen. Jedes der beiden Nasenlöcher kann bedingt durch die Verengung der Nasengänge einen mehr oder weniger großen Teil des Lufttransports übernehmen. In meinem Verständnis von energetischen Vorgängen kann die Verengung der Nasengänge eine wichtige Rolle bei der Aufrechterhaltung von Homöostase spielen.

Atemtechniken im Yoga

Eine bekannte Atemtechnik im Yoga ist die wechselseitige Nasenatmung (Anuloma Viloma). In ruhiger Sitzhaltung schließe zunächst das rechte Nasenloch, und atme durch das linke ein. Schließe dann das linke Nasenloch, und atme durch das rechte aus, dann atme durch das rechte ein und durch das linke aus. Wiederhole diesen Zyklus zehnmal. Swami Vishnudevananda sagt dazu, daß diese Atemübung den Menschen beruhigt, die tiefen Energiebahnen beidseits der

Wirbelsäule (Ida und Pingala) reinigt und ins Gleichgewicht bringt und die Funktionen von rechter und linker Hirnhälfte harmonisiert (Die Stirnlappen des Gehirns liegen direkt an der Oberseite der Siebbeinplatte).

Venturi-Röhren

Die Verengung von Luftdurchgängen in der Nase entspricht in ihrer Funktion einem Venturi-Rohr. In der Physik sprechen wir von einem Venturi-Rohr, wenn wir den Durchmesser einer oder mehrerer Öffnungen, durch die Gas oder Flüssigkeit fließt, verkleinern, ohne die in einem bestimmten Zeitraum passierende Menge an Stoffen zu reduzieren. Wenn wir eine bestimmte Menge Gas oder Flüssigkeit im selben Zeitraum durch eine kleinere Öffnung schicken, muß sich die Geschwindigkeit vergrößern. Wenn wir mit einem Schlauch den Garten sprengen und den Daumen auf die Öffnung drücken, verkleinern wir den Durchmesser der Öffnung, ohne die durchfließende Wassermenge zu reduzieren. Das bringt das Wasser dazu, an der Öffnung schneller zu fließen - für uns daran sichtbar, daß das Wasser jetzt weiter spritzt.

Je kleiner wir die Öffnung machen, desto weiter können wir spritzen. Das Wasser hat eine höhere Geschwindigkeit und eine erhöhte Molekularbewegung. Es sind diese Auswirkungen des Venturi-Rohrs, die uns besonders interessieren.

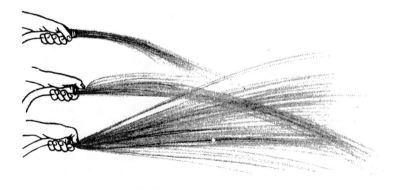

Venturi-Rohr:
Im gleichen Zeitraum fließen gleich große Gas- oder Flüssigkeitsmengen bei unterschiedlicher Rohrdicke.

Molekülbewegung in der Atemluft

Klinisch ist eins der ersten Signale energetischer Unterversorgung eine leichte, meist unbemerkte Verstopfung der Nase. Die Nasenmuscheln füllen sich mit Blut und schwellen leicht an, wodurch sie einen oder beide Nasengänge verengen und so ein Venturi-Rohr bilden. Die Atemmuskeln müssen vermehrt arbeiten, um Luft durch die engeren Nasengänge zu pumpen, ähnlich wie der Daumen fester drücken mußte, um das Wasser spritzen zu lassen. Nach dem Energieerhaltungssatz kommt die zusätzliche Geschwindigkeit und Energie der Luft bzw. des Wassers von der zusätzlichen Arbeit der Atemmuskeln bzw. des Daumens.[2] Die Luft bewegt sich schneller und hat eine größere Molekülbewegung: Sie ist "energetisiert". In unseren Systemen vergrößert sie die Gesamtenergie des Körpers. Die Entleerung des Energiekörpers wird so ausgeglichen, die Nasenmuscheln schwellen ab und die Nasengänge weiten sich wieder. Dieser subtile Venturi-Mechanismus funktioniert wie ein energetischer "Thermostat". Der Durchmesser der Nasengänge paßt sich unseren "energetischen Bedürfnissen" an und steht in Beziehung zum Drei- oder Vierstundenrhythmus der Nasenatmung. Die Veränderung der Nasenschleimhäute ist so eine der ersten Reaktionen des Körpers, um die Homöostase der molekularen Schwingungen im Energiekörper aufrecht zu erhalten.

Wenn die leichte Verengung der Nasengänge nicht ausreicht, den energetischen Mangel auszugleichen, schwellen die Schleimhäute weiter an. Natürlich ist dieser Mechanismus nur begrenzt wirksam, denn bei zu großer Anschwellung verschließen sich die Nasengänge. Reicht somit die "verstopfte Nase" nicht aus, den energetischen Bedarf zu decken, oder braucht der Körper mehr Sauerstoff, kann Gähnen der nächste Schritt sein. Gähnen erzeugt ein größeres Venturi-Rohr als das in der Nase. Durch den verengten Rachen gelangt eine erheblich größere Luftmenge mit gesteigerter Geschwindigkeit in unseren Körper und versorgt uns sowohl mit Sauerstoff wie mit molekularer Schwingung. Obwohl wir Gähnen eigentlich mit Müdigkeit assoziieren, fühlen wir uns danach eher frischer als müder, was in vielen Fällen schon reicht, uns wieder wachzurütteln.

Wenn wir uns selbst einen "energetischen Kick" geben wollen, können wir kurz schnaufen. Dabei erzeugen wir einen Venturieffekt, indem wir nicht die Nasenlöcher verengen, sondern eine größere Luftmenge durch eine gleichbleibend große Öffnung saugen. Das Schnaufen muß so stark sein, daß man es hören kann. Nach ein, zwei oder drei Schnaufern fühlt man oft ein Prickeln oder einen Schauer durch den Körper laufen, wenn die vermehrte Energie in den subtilen Körper eintritt. Nach dem Schnaufen kann eine Pause bis zum nächsten Einatmen entstehen, weil der Bedarf an Energie für den Augenblick durch die erhöhte Geschwindigkeit der Luft gedeckt ist, was die Auslösung des nächsten Atemzuges hinauszögert.

Bei der Physiologie der Nase gibt es noch einen weiteren Aspekt, der das Schwellgewebe betrifft. Wenn jemand sexuell erregt ist, füllen sich nicht nur die Schwellkörper der Genitalien, sondern auch die Nasenmuscheln mit Blut. Die Nasenschwellung erzeugt ein Venturi-Rohr, das die Schwingung im Energiekörper vermehrt, um sie der gesteigerten Erregung des Menschen anzupassen - ein weiterer Mechanismus zur Aufrechterhaltung von Homöostase.

Molekülbewegung im Essen

Die Energie, die wir aus dem Essen beziehen, hat andere Merkmale als die, die wir durch Atmung bekommen. Die im Essen enthaltene Schwingung ist vielfältiger und komplexer als die in der Luft und braucht länger, um für den subtilen Körper verfügbar zu werden, denn das Essen muß erst verdaut, aufgenommen und umgewandelt werden. Die Freigabe von Energie aus der Nahrung geschieht nach und nach über einen längeren Zeitraum und stellt eine stabile und komplexe Basis für den subtilen Körper bereit. Unser unmittelbarer und eher kurzfristiger Bedarf an Energie wird durch die Atmung ausgeglichen; unsere tiefer liegende, tragende Energie regeneriert sich aus der Nahrung.

Ungeachtet der grundsätzlichen Unterschiede zwischen Nahrung und Luft unter dem Aspekt der energetischen Funktion und Komplexität, gibt es eine homöostatische Beziehung zwischen ihnen, in der eins als "Sicherungssystem" für das andere arbeitet. Wenn es notwendig wird, kann über kurze Zeiträume der spontane Schwingungsbedarf aus der Nahrung gedeckt werden, während es andererseits möglich ist, die tragende Energie kurze Zeit aus der Atmung zu beziehen. Wenn wir jedoch zu lange von einer dieser "Reservequellen" abhängig sind, verlieren wir an Stabilität und Wachheit und die Körperphysiologie wird beeinflußt.

Die Schwingungsbreite ist von Nahrungsmittel zu Nahrungsmittel unterschiedlich und wird stark durch die Art der Zubereitung beeinflußt. Grundsätzlich kann man sagen: Je komplizierter der Verarbeitungs- oder "Veredelungs"prozeß der Nahrung, desto stärker wird die Schwingung gegenüber ihrer unbearbeiteten Originalform verändert. Auch wenn der Kaloriengehalt sich durch die Verarbeitung nicht ändert und der Bedarf des physischen Körpers nach wie vor gedeckt wird, kann die energetische Qualität sich so weit verändern, daß die Energie des subtilen Körpers beeinflußt wird.

Nehmen wir an, jemand ernährt sich hauptsächlich von Nahrungsmitteln, denen die wichtigsten energetischen Bestandteile zur Versorgung des subtilen Körpers fehlen. Nach und nach wird die grundlegende Energie des Körpers vermindert, was sich in mangelnden (Kraft)reserven und schließlich in veränderten Reaktionen auf Streß zeigt. Der Körper greift zunehmend auf die Atmung als Sicherungssystem zurück, um die mangelnde Energie auszugleichen. Weil die Atmung sich ständig ändert, sind die in der Atemluft enthaltenen Schwingungen aber weniger stabil als die Schwingungen in der Nahrung, und da sie vorübergehend den Bedarf an Grundenergie ausfüllen, ergibt sich für das ohnehin schon geschwächte Hintergrundfeld ein zusätzliches Moment von Instabilität, Unsicherheit und Ungleichgewicht.

Kalorische Hochs und energetische Tiefs: Neue Perspektiven in der Zuckerdiskussion

Die kalorischen Bedürfnisse des Körpers können bei einer auf raffiniertem Zucker beruhenden Nahrung durchaus befriedigt werden, auch wenn die Versorgung mit feinstofflicher Energie unzulänglich ist. Wer sich so ernährt, erfährt eine doppelte Botschaft: Einerseits werden körperliche Bedürfnisse befriedigt, andererseits nicht. Der Betreffende macht die Erfahrung, daß sich leichte Müdigkeit oder Erschöpfung (die von mangelnder Schwingung herrühren) durch schnell verdauliche Nahrungsmittel lindern lassen. Die aus der Verarbeitung des hohen Blutzuckers entstehende Energie überwindet das Gefühl von Schwäche, aber diese Nahrung enthält nicht die Energie, die der subtile Körper braucht. Wenn das "kalorische Hoch" vorbei ist, treten Müdigkeit und Entkräftung aus energetischem Mangel erneut auf. Jetzt werden (noch) mehr schnell verdauliche Nahrungsmittel (Zucker) konsumiert, und der Teufelskreis von "kalorischen Hochs" und "energetischen Tiefs" nimmt seinen Lauf. Je größer die Ausschläge dieses Pendels werden und je weiter metabolische und energetische Bedürfnisbefriedigung auseinanderfallen, desto mehr geraten homöostatische Mechanismen durcheinander. Durch Fehlinterpretationen von Körpersignalen wurden Ernährungsgewohnheiten entwickelt, die das Problem verschärfen, statt Abhilfe zu schaffen. Je länger dieser Kreislauf anhält, desto gravierender können die in der Folge eintretenden physiologischen und psychologischen Störungen sein.

Hochgefühl

Während unserer normalen Alltagsaktivitäten ist Nahrung unsere primäre Quelle für die Grundenergie des subtilen Körpers. Zu Zeiten jedoch, wo wir uns selbst an die Grenzen unserer Belastbarkeit bringen, uns mit "reiner Nervenkraft" aufrecht halten, übernimmt die Atmung die Aufgabe der primären Energieversorgung. Oft sind diese Zeiten auch emotional stark geladen. Gefühle beeinflussen sicher die Schwingungen des Körpers, steigern aber aus sich heraus nicht seine Gesamtenergie. Wenn der Körper mehr Energie braucht, um ein Gefühl zu stützen, kann das auf verschiedene Weise geschehen, z.B. indem man mehr ißt (nervöses Essen) oder indem sich die Atmung beschleunigt (Hyperventilation).

Wenn wir "auf Kosten" unserer Nerven weitermachen oder uns in einem "emotionalen Hoch" befinden, essen wir gewöhnlich weniger. Hält das "Hoch" an, verringert sich auch das Schlafbedürfnis, und die erhöhte emotionale Ladung erzeugt ein Gefühl von ungeheurer Energie, Euphorie, Wohlgefühl, Hoffnung und Optimismus, kurz, ein allgemeines Hochgefühl.

Während eines solchen Hochs ist der Effekt von denaturierten Nahrungsmitteln oft deutlicher spürbar. Das gilt besonders dann, wenn dieser Zustand schon über einen längeren Zeitraum anhält und der physische Körper durch Schlafentzug und zu wenig Essen geschwächt ist. Der Mensch hat eigentlich schon "Entzugserscheinungen", unabhängig davon, daß er sich subjektiv wohl fühlt.

Erste Einsichten in diese Dynamik gewann ich, als ich nach einer viertägigen Tagung selbst in so einem emotionalen Hoch war. Ich fühlte mich euphorisch und genoß die erste richtige Mahlzeit nach vier Tagen. Es ging alles gut, bis zum Nachtisch Eis serviert wurde. Schon nach zwei Löffeln begann ich zu kollabieren. Innerhalb von ein oder zwei Minuten war ich nicht mehr fähig, die Augen offenzuhalten und den Gesprächen zu folgen, und konnte mich nicht mal mehr auf dem Stuhl halten. Ich fühlte mich dermaßen entkräftet, daß ich mich nach Hause fahren lassen mußte.

Normalerweise kann ich alles essen, ohne Beschwerden zu bekommen, einschließlich Eis. Diese Erfahrung war für mich ungewöhnlich. Ich war fasziniert davon und wollte die zugrundeliegenden Mechanismen verstehen. In den folgenden Monaten experimentierte ich auf der Suche nach einer Erklärung mit allen möglichen Lebensmitteln. Ich stellte fest, daß mir in Alltagssituationen, also mit reichlich Schlaf und ausgewogener Ernährung, denaturierte Lebensmittel und Zucker in jedweder Form nichts ausmachen. Wenn ich dagegen "von Nervenenergie" lebe und mich in einem sensibleren, erhöhten Schwingungszustand befinde, dämpfen solche Lebensmittel sofort mein Hochgefühl und können Mattigkeit hervorrufen. Monate nach dieser Erfahrung hörte ich von Swami Muktananda, daß er einer Frau, die während einer intensiven Meditation zu weit gegangen war, Zucker empfohlen hatte, um "auf den Boden" zurückzukommen.

Fasten

Essen kann das Gefühl von Wohlbefinden sowohl mehren wie mindern. Nehmen wir das Fasten. Jede simple Gemüse-, Obst- oder Nullfastenkur hat einen für Körper, Geist und Gefühle typischen Verlauf. Der eigentlichen Fastenzeit, die zwischen einem und sieben Tagen oder auch länger dauern kann, gehen mehrere Einstimmungstage voraus, in denen der gewöhnliche Nahrungsumfang allmählich reduziert wird. Am Ende des Fastens kommen die Aufbautage, um wieder auf eine normale Ernährung umzuschalten.

Besonders, wenn man zum ersten oder zweiten Mal fastet, fühlt man sich oft um den sechsten Tag der eigentlichen Fastenzeit wie vergiftet. Physisch stellen sich dann Rückenschmerzen, Kopfschmerzen, Verdauungsänderungen und eine "pelzige" Zunge ein. Der Urin und der gesamte Körper riechen streng bis stechend. Emotional wechseln sich Niedergeschlagenheit, Irritierbarkeit, Ärger und Trauer mit einem allgemeinen Gefühl des "Verhangenseins" ab. Wenn das vorbei ist, stellen sich Gefühle körperlicher und geistiger Klarheit und Unbeschwertheit ein. Man fühlt sich wacher und sensibler, rundum wohl und "ganz". Interessanterweise wird Hunger während des Fastens selten zu einem Problem. Zurückkehrende Hungergefühle sind vielmehr ein Signal, das Fasten zu beenden; ein anderes Signal ist, wenn die Zunge sich nicht mehr "pelzig" anfühlt. Die toxische Phase zeigt, daß Fasten einen reinigenden Effekt auf den physischen Körper hat. Das gleiche gilt für den subtilen Körper, was man an den veränderten Gefühlen sehen kann. Auf beiden Ebenen steht am Schluß ein gesteigertes Wohlbefinden.

Komplexe Wechselwirkungen zwischen Energiequellen

Die Beziehung zwischen Nahrung und Körperenergie beinhaltet mehrere Faktoren. Ein wichtiger Faktor ist die Art der aufgenommenen Nahrung und wie sie verarbeitet und zubereitet wurde. Weitere Faktoren sind die geistige und emotionale Verfassung zum Zeitpunkt der Nahrungsaufnahme, der Zustand des physischen und des subtilen Körper, die Quelle, aus der vorrangig Energie bezogen wird, und der Bewußtseinszustand.

So wie die Atmung ein energetisches Sicherungssystem für Nahrung sein kann, so kann auch die Nahrung eine Sicherheitsreserve für die Atmung sein. Wenn die Atmung wegen einer Nasen- oder Nebenhöhleninfektion behindert und der Venturi-Mechanismus dadurch gestört ist, kann das Ernährungssystem als Reserve herangezogen werden. Die Schwingung des Essens sorgt dann gemeinsam mit der Schwingung aus der Luft dafür, daß unsere ständig schwankenden emotionalen Energiebedürfnisse im Gleichgewicht bleiben. Je größer jedoch die Abhängigkeit vom Essen als Quelle dieser energetischen Bedürfnisse wird, desto sensibler wird man für die Qualität des Essens. Dasselbe Essen, das einen völlig Gesunden gar nicht beeinflußt, kann auf Grund seines geringen Energiegehalts bei jemand anderem leichte Erschöpfung verursachen, nur weil der Betreffende einen simplen Schnupfen hat.

Komplizierter werden die Auswirkungen energiearmer Ernährung bei jemandem, der unter chronischen Nebenhöhlenbeschwerden leidet. Das funktioniert folgendermaßen: Es tritt eine Nebenhöhleninfektion auf, die die verschiedenen Mechanismen der Schwingungsübertragung aus dem Nasenraum in den Körper (Venturi-Effekt, Nebenhöhlen, Siebbeinplatte, Zerebrospinalflüssigkeit usw.) außer Kraft setzt. Wegen der Infektion ist der Nasenrachenraum nicht mehr in der Lage, den Körper mit jenem Energieanteil zu versorgen, der normalerweise aus der Luft bezogen wird. Der Körper verlegt sich auf die

Ernährung, um diesen Mangel auszugleichen. Beim (ansonsten) gesunden Menschen entlastet das den Nasenrachenraum, und es stellt sich eine neue Homöostase ein, bis die Infektion vorüber ist. Wer sich aber gewöhnlich von Nahrung ernährt, die so wenig Schwingungsenergie enthält, daß sie seinen energetischen Grundbedarf nicht decken kann, hat sich vielleicht schon längst zu einem Teil auf Energie aus der Luft verlegt. Bei ihm kann die Nahrungsenergie jetzt nicht mehr den durch die Infektion verursachten Mangel ausgleichen. Beide Systeme erschöpfen sich. Wenn es soweit gekommen ist, können die Nasenmuscheln in dem Versuch, einen Venturi-Mechanismus hervorzurufen, weiter anschwellen, was zunehmende Verstopfung zur Folge hat. Statt jetzt also die Luft mit Energie aufzuladen, verschlimmert sich die Nebenhöhlenentzündung, und die energetische Abhängigkeit vom Essen nimmt zu; die kompensatorische Aktivität ist jetzt chronisch geworden, und der Betreffende wird empfindlich gegen bestimmte Nahrungsmittel. Dabei ist das nur das Endergebnis davon, daß die kompensatorische Beziehung zwischen Nase und Verdauungstrakt zerstört wurde.

Unabhängig von spezifischen Heilmitteln bedeutet eine langfristige Selbsthilfe, daß man beide Energiesysteme - Atmung und Ernährung - wieder auflädt und ihre kompensatorische Beziehung stärkt. Das Atemsystem kann teilweise durch leichte Atemübungen wieder aufgeladen werden, der Verdauungstrakt wird durch qualitativ bessere Nahrung unterstützt. Wenn Essen eine Nasenverstopfung verursacht, kann es sich um eine "echte" Allergie handeln, es kann aber auch ein Nahrungsmittel sein, das als Kompensation den Venturi-Mechanismus auslöst.

Schleimhautabschwellende Medikamente und Antihistamine

Interessant ist auch die Wirkung von schleimhautabschwellenden Medikamenten für die Nase. Ein Teil der Nasen- oder Nebenhöhlenanschwellung kann Folge einer Krankheit (Verletzung, Infektion etc.) sein, ein Teil aber auch eine kompensatorische Reaktion des Körpers (Venturi-Rohr-Mechanismus) und Ausdruck des natürlichen Atemzyklus. Wenn der Gebrauch von Antihistaminen oder Nasentropfen unmittelbare und andauernde Besserung des körperlichen Zustands bringt, gleicht das Medikament wahrscheinlich die Auswirkungen der Krankheit aus. Bessert sich das Befinden jedoch nur für einige Stunden nach der Anwendung und tritt dann Müdigkeit und erneute Schleimhautanschwellung auf, die sich nur durch mehr Medizin ausgleichen läßt, dann besteht die Wahrscheinlichkeit, daß ein normaler körperlicher Prozeß dekompensiert oder, bei lokal wirksamen Medikamenten, sich eine Überempfindlichkeit des örtlichen Gewebes einstellt.

Es ist wichtig, eine Verstopfung der Nase, die der Aufrechterhaltung der Homöostase dient, von einer krankhaften Verstopfung zu unterscheiden. Die daraus abzuleitende Behandlung ist vollkommen unterschiedlich. Von manchen Antihistaminen weiß man, daß sie Nebenwirkungen wie Schläfrigkeit und Erschöpfung erzeugen. Wenn sie eingesetzt werden, um homöostatischen Nasenschleimhautanschwellungen entgegenzuwirken, könnten die sogenannten "Nebenwirkungen" in Wirklichkeit Ausdruck des mißglückten Versuchs der körpereigenen Regelmechanismen sein, ein (neues) Gleichgewicht herzustellen. Insoweit sind es keine echten Nebenwirkungen der Droge selbst. Bei der Einschätzung von Symptomen bedarf es sehr genauer Differenzierung, ob sie Krankheitswert haben, erst durch die Behandlung verursacht wurden, Ausdruck einer Heilungskrise sind (Herrings Gesetz der Heilung), eine kompensatorische Reaktion des Körpers auf andere Bedürfnisse oder einfach eine angemessene Reaktion auf einen bestimmten Reiz sind.

Kompensation

Bei chronischem Energie- oder Schwingungsdefizit versucht der Körper, weitere Verluste zu verhindern. Durch die eingeschränkte Tätigkeit aller Körpersysteme können dann flachere Atmung, Verstopfung, geringer Harnabgang, wenig Gallenentwicklung, trockene Haut, kalte Hände und Füße, wenig Schweißabsonderung, schwache Monatsblutung usw. auftreten. Auf der Verhaltensebene können wir vielleicht Lethargie, Müdigkeit, verringerte Libido und allgemeine Unterfunktion beobachten.

Gibt es im Körper ein Übermaß an Energie oder Schwingung, so kann dies durch gesteigerte Organtätigkeit abgebaut werden. Dann kommt es vielleicht zu Schwitzen, Niesen, Husten, Durchfall, laufender Nase, häufigem Wasserlassen, Hautausschlägen oder starken Monatsblutungen. Auf der Verhaltensebene wird der Überschuß durch Lachen, Weinen, Redseligkeit, "Herumzappeln" und Überfunktionen aller Art "verbraucht".

Der Körper ist ständig auf allen Ebenen damit beschäftigt, Homöostase und Gleichgewicht zu erhalten oder herzustellen. Innerhalb und zwischen allen Systemen gibt es gegenseitige Kontrolle, und viele homöostatische oder kompensatorische Reaktionen führen zu einer Veränderung von Körperfunktionen.

Gestörte Homöostase

Der Durchschnittsmensch in den westlichen Ländern ist darauf konditioniert, jede Veränderung in seinem Körper als anomal oder pathologisch anzusehen. Wir haben gelernt, jede verstopfte Nase, jeden Durchfall oder jede Verstopfung als etwas anzusehen, das behandelt werden oder weswegen man Medikamente nehmen muß. Das ist nicht nur sachlich falsch, sondern birgt auch Gefahren. Routinemäßig jedes Symptom zu behandeln, kann genau jene Mechanismen beeinflussen, die die Natur in Gang setzt, um uns gesund zu halten. Ständige Behandlung dieser "Symptome" bringt jene feinen Mechanismen, die die Homöostase aufrechterhalten, durcheinander, führt zu einer Verringerung unserer Widerstandskraft und zu einer in jeder Beziehung schlechteren Gesundheit. Mehr noch, der Glaube, daß diese "Symptome" Ausdruck einer Krankheit sind, erzeugt die innere Vorstellung, daß jede körperliche Veränderung auf Krankheit beruhe. Das wiederum suggeriert dem Unbewußten eines völlig gesunden Menschen, daß er krank sei; diese mentalen Bilder und Suggestionen können dann zu sich selbst erfüllenden Prophezeiungen von Krankheit werden.

Das gastrointestinale System (Magen, Dünndarm, Dickdarm) und das respiratorische System (Nasenrachenraum, Lunge) befinden sich zwar "innerhalb" des Körpers, sind aber eigentlich Brücken zwischen der äußeren Welt und inneren Vorgängen. Bevor Stoffe oder Gase nicht eine Membran in einem dieser Systeme durchdrungen haben, sind sie nicht wirklich "im" Körper. Symptome, die in diesen Systemen, besonders im Frühstadium einer Krankheit, auftreten, können Versuche des Körpers sein, sich von möglicherweise krankmachenden Stoffen zu befreien, bevor sie aufgenommen werden. Von daher können Husten, Erbrechen oder Durchfall der Erhaltung der Gesundheit dienen.

Wie gerade dargestellt, kann außer körperlichen Einflüssen auch zu viel oder zu wenig Energie im subtilen Körper die Funktion eines jeden Organs oder Organsystems mit dem Ziel beeinflussen, Energie freizusetzen bzw. zu halten. Diese kompensatorischen Veränderungen dürfen ebenfalls nicht als Krankheit betrachtet, noch sollten sie unterdrückt oder verändert werden. Wenn man die tiefere Ursache des Ungleichgewichts betrachtet, verschwinden die "Symptome". Die Philosophie des "Symptomunterdrückens", ohne die zugrundeliegende Dynamik zu bedenken und zu untersuchen, ist nicht gesund und widerspricht dem gesunden Menschenverstand.

Schichten von Krankheit

In der Naturheilkunde sprechen wir von der "Tiefe" einer Krankheit oder eines Ungleichgewichts im Sinne von "Schichten". Die Homöopathie vertritt die These, daß Krankheiten in Energieebenen oder Schichten auftreten und daß es für jede Schicht bestimmte typische Krankheiten gibt. Ein sehr starker Reiz, sei es eine Krankheit oder eine therapeutische Aktion, kann eine energetische Verschiebung im Körper von einer Schicht auf die andere verursachen. Auf dieser neuen Ebene gibt es wieder eine Reihe von Möglichkeiten, die sich aber von den Krankheiten der eben verlassenen Ebene unterscheiden. Je nach verabreichtem Reiz kann ein Mensch sich so eine Schicht näher zur Gesundheit oder zur Krankheit bewegen.

Auf jeder Ebene des physischen und energetischen Körpers können wir kleinere Belastungen absorbieren, ohne gesundheitlichen Schaden zu erleiden. Wenn jedoch unsere Widerstandskraft geschwächt oder der Reiz sehr stark ist, wird die Abwehr des physischen oder subtilen Körpers überwunden und auf der betreffenden Ebene entstehen Symptome. In extremeren Situationen tritt eine Verschiebung über mehrere Ebenen auf, wo dann gänzlich andere Störungen vorherrschen.

Während meines Medizinalpraktikums wurde eine Frau mit einem sehr schweren Asthmaanfall in die Klinik gebracht. Sie wurde medikamentös versorgt, um den Anfall zu stoppen. Am folgenden Morgen war das Asthma vollständig verschwunden, aber dafür war eine schizophrene Krise eingetreten. Der in der Nacht zuvor vielleicht lebensrettende Schock der Unterbrechung des körperlichen Symptoms hatte die Frau von einer Krankheitsebene auf eine andere geschleudert.

Herrings Gesetz der Heilung

Krankheit entsteht oder verschwindet nicht immer plötzlich; oft geht dem Auftreten von Symptomen ein zugrundeliegender Prozeß voraus, der später auch ihr Verschwinden begleitet. Dieser "Prozeß" mag von sehr konservativen Medizinern als spekulativ betrachtet werden, aber in der Homöopathie und in vielen naturheilkundlichen Systemen gilt er als die wichtigste Richtlinie für die Versorgung des Patienten. Ein bekannter Homöopath, Dr. Constantine Herring, hat den Heilungsprozeß systematisiert. Seine Zusammenfassung - Herrings Gesetz der Heilung - besagt folgendes: Heilung geht von der Tiefe zur Oberfläche und von "wichtigeren" zu "weniger wichtigen" Organen und Systemen, alte Symptome erscheinen in der umgekehrten Reihenfolge ihres ursprünglichen Auftretens erneut, wir heilen von oben in Richtung auf die Füße. Beim Heilen von der Tiefe zur Oberfläche gibt es zwei Aspekte. Der erste ist, daß im Körper buchstäblich tiefer liegende Symptome an die Oberfläche kommen: Hohes Fieber, das zu ausgiebigem Schwitzen durchbricht, ist ein Beispiel dafür. Das umgekehrte Beispiel, also der Ausbruch einer Krankheit, könnte ein kalter Windzug im Nacken sein, der zu einem tiefliegenden Muskelkrampf führt.

Der zweite Aspekt ist, daß die physische Ebene als oberste Ebene angesehen wird, die geistig/emotionale als nächsttiefere und die spirituelle als tiefste Ebene. Wenn jemand im Heilungsprozeß die erste flüchtige Ahnung einer Besserung hat, wieder Hoffnung faßt oder einen Lebensfunken zurückgewinnt, heißt das, daß die tiefste Schicht sich rührt und gesundet. Von hier geht die Heilung weiter in den geistig/emotionalen Bereich und wird schließlich im physischen Körper sichtbar. Wenn sich jemand im Laufe der Behandlung physisch besser fühlt, gleichzeitig aber mutloser oder verzagter ist, kann das ein Zeichen dafür sein, daß der Prozeß in die falsche Richtung läuft und sich sein Zustand verschlechtert. Diagnose und Behandlung müssen ungeachtet der Tatsache, daß der Betreffende sich besser fühlt, neu überdacht werden.

Die folgenden Erläuterungen mögen das Konzept des Heilens vom "wichtigeren" zum "weniger wichtigen" Organ verdeutlichen: In der traditionellen chinesischen Medizin wird die Haut als zweite Lunge betrachtet, da sie in bezug auf Atmung und Ausscheidung eine ähnliche Funktion erfüllt. Wenn jemand gegen Asthma behandelt wird und sich das Asthma im Verlauf der Behandlung bessert, dafür aber ein Exanthem auftritt, dann erfährt der Betreffende das natürliche Fortschreiten der Heilung: Das wichtige Organ (die Lunge) ist zuerst geheilt, und das weniger wichtige Organ (die Haut) entwickelt einige Symptome, bevor die vollständige Heilung eintritt. Das Exanthem ist ein gutes Zeichen.

Es ist eine in der westlichen Medizin bekannte Tatsache, daß Kinder mit Neurodermitis dazu neigen, im späteren Leben Asthma zu bekommen. Der Heilungsprozeß verläuft genau umgekehrt; über solche Heilungsprinzipien muß der Patient aufgeklärt werden. Wenn er während seiner Genesung von einer asthmatischen Erkrankung einen Hautausschlag entwickelt, kann dieser Ausschlag ein Symptom für die Heilung sein; und wenn dem so ist, muß man ihm seinen Lauf lassen. Den "Heilungsausschlag" mit einem Medikament wie Cortison zu unterdrücken, läuft dem natürlichen Heilungsprozeß absolut zuwider - diesen Ausschlag zu unterdrücken heißt, den Weg zur Heilung zu verbauen.

Im Verlauf einer natürlichen Heilung können alte Beschwerden in der umgekehrten Reihenfolge ihres ursprünglichen Auftretens erneut in Erscheinung treten. Wenn wir bei der Arbeit mit dem Energiesystem eines Menschen Beschwerden oder Symptome, die dieser Mensch früher im Leben hatte, wiederkehren sehen, so betrachten wir das als Teil des Heilungsprozesses. Diese Beschwerden rühren von tief im Körper eingeschlossenen Eindrücken her, die jetzt freiwerden, und sollten keinesfalls unterdrückt werden.

Zu mir kam einmal eine Frau mit Migräne. Laut ihrer Krankengeschichte hatte sie bis zu ihrer Jugendzeit unter Bronchialasthma gelitten. Bevor ich mit der Akupunkturtherapie begann, besprach ich mit ihr die Heilungsprinzipien. In der Nacht nach der ersten Behandlung hatte sie einen Asthmaanfall, - den ersten seit über zwanzig Jahren. Da sie verstand, daß dieser Anfall mit den Heilungsprinzipien übereinstimmte, wurde sie nicht ängstlich und behandelte den Anfall, der dann auch bald vorüber ging, nicht. Dies blieb das einzige Anzeichen von Asthma während der gesamten Akupunkturbehandlung. Ihre Migräne verschwand.

Grundsätzlich halten Symptome aus der Vergangenheit nicht lange an, vielleicht einige Stunden oder ein bis zwei Tage. Bei einer schwereren Störung kann es gelegentlich aber auch länger dauern. Eine Frau hatte so schwer Asthma, daß sie über fünf Jahre hinweg täglich Cortison bekommen hatte. Im Verlauf ihrer langwierigen Heilung entwickelte sie ein allgemeines Hautproblem, das zwei Jahre anhielt. Das Asthma wurde schließlich besser, und sie konnte mit der Cortisonbehandlung aufhören. Manchmal scheint ein Prinzip von Herrings Gesetz einem anderen zu widersprechen. Man könnte den Fall der Frau, die wegen Migräne behandelt wurde und einen Asthmaanfall bekam, so sehen, daß der Verlauf von einer oberflächlichen (Kopfschmerz) zu einer tiefen Störung (Asthma) oder von dem weniger gravierenden Symptom des Kopfschmerzes zum schwerwiegenden Symptom einer Atemstörung ging. Beides wäre eine Bewegung in die falsche Richtung. In diesem Fall hatte jedoch das Prinzip der zurückkehrenden Symptome Vorrang vor den beiden anderen Prinzipien. Dies wurde später ganz deutlich, als das Asthma nicht wieder auftrat und die Kopfschmerzen verschwanden.

Die Haut nimmt im Heilungsgesetz eine doppelte Position ein. Sie repräsentiert den "äußeren" Aspekt eines Organsystems, nämlich der Lungen, außerdem aber auch den äußeren Teil des gesamten Körpers. Deshalb erfordert jeder Ausschlag oder jedes andere Problem mit der Haut, das während einer Energiebehandlung oder einer naturheilkundlichen Behandlung auftritt, besondere Aufmerksamkeit. Eine Ableitung aus Herrings Gesetz heißt: Heilung vollzieht sich durch eine Besserung in inneren Schichten gepaart mit Entladungen oder Ausbrüchen der Haut oder Schleimhäute.[3]

Natürlich ist es naiv und möglicherweise gefährlich, jedes Symptom, das während einer Therapie auftritt, als Heilungsphänomen anzusehen, oder jeden Hautausschlag als Ausdruck des Heilungsgesetzes. Vor einigen Jahren sagte ein junger Mann während eines Meditationscamps zu mir, er ginge infolge der Meditation durch einen tiefen inneren Reinigungsprozeß. Ich fragte interessiert, worin denn dieser Reinigungsprozeß bestehe, und er erzählte mir, daß seine tiefen Probleme an die Oberfläche kämen und er einen Hautausschlag entwickle. Ich sah mir den Ausschlag an und empfahl ihm, sich im Krankenzimmer ein Medikament dagegen zu holen. Er hatte nämlich Krätze.

Die Heilungskrise

Professor Worsley schreibt im "Acupuncture Handbook", daß niemand *geheilt* werden kann, ohne eine Heilungskrise durchzumachen. Im Verlauf einer energetischen Behandlung kann der Patient "die schlimmsten Kopfschmerzen" oder "den schlimmsten Asthmaanfall" seines Lebens haben. Im Idealfall behandeln wir die in einer Heilungskrise auftretenden Symptome überhaupt nicht, sondern lassen ihnen ihren Lauf. Wenn der Mensch aber Unterstützung oder eine Behandlung braucht, besteht die Hilfe darin, ihn nach "vorn", *durch* das Problem zu begleiten, und nicht das Symptom selbst zu unterdrücken oder zu beseitigen. Das Problem will in einem angemessenen Kontext im Rahmen der Heilungskrise verstanden werden. Die Heilungskrise kann sich zunächst auf einer der drei Ebenen Körper, Geist und Seele zeigen. Sie kann als körperliches Symptom, als emotionaler Ausbruch, als plötzliche *Gestalt*, als Traum oder Alptraum oder als "Offenbarung" erfahren werden. Nachdem sie auf einer Ebene begonnen hat, werden die anderen Ebenen jedoch einbezogen. Manchmal tritt die Krise in Körper, Geist und Seele fast gleichzeitig auf.

Ich behandelte einen Mann, der wegen chronischen Durchfalls zu mir gekommen war, mit Akupunktur. Er gesundete allmählich. Nach der achten Behandlung hatte er einen schweren Krampfanfall mit Durchfall und erinnerte sich an ein Ereignis, als er fünf Jahre alt war. Sein Hund war gestorben, und er erfuhr jetzt ein Gefühl tiefer Trauer, hatte aber gleichzeitig die innere Gewißheit, daß es ihm (jetzt) gut ginge. Diese drei Ereignisse traten in einem Zeitraum von zwölf Stunden auf. Danach war der Durchfall geheilt.

Autonomie von Krankheit

Wenn im Körper erst einmal ein krankhafter Prozeß oder ein Ungleichgewicht entstanden ist, dann verselbständigt sich dieser Prozeß. Obwohl die Störung vielleicht der Gesundheit und Ausgewogenheit des Individuums insgesamt zuwiderläuft, behauptet sie ihre eigene Existenz und ist Teil eines größeren Prozesses. Im Aikido, einer grundsätzlich "gewaltfreien" Kampfkunst, spricht man davon, "dem Gegner freundlich zu Boden zu helfen". Krankhafte Prozesse oder ein gestörtes Gleichgewicht können wir ebenso in ihrer unabhängigen Existenz anerkennen und ihnen "freundlich" aus dem Körper helfen. Eine solche Ausdrucksweise ist eher im Einklang mit natürlichem Heilen als so "kriegerische" Ausdrücke wie Symptome "unterdrücken" oder Krankheit "besiegen". Meine Erfahrung lehrt mich, daß eine respektvolle Haltung der Krankheit gegenüber auch in Fällen, wo wir ein Leiden gewaltsam aus dem Körper entfernen müssen, den Heilungsprozeß fördert. Störungen, die naturheilkundlich behandelt werden, brauchen für ihre Besserung vielleicht länger, als wenn sie sofort und dramatisch auf Medikamente reagieren. Ein solcher Vergleich ist jedoch häufig nicht angemessen, weil die Variablen einfach zu unterschiedlich sind. Die Stärke vieler Medikamente - und ihre Betonung - liegt in der Unterdrückung oder Entfernung von Symptomen. In der Naturheilkunde liegt die Betonung auf der Unterstützung der natürlichen Selbstheilungskräfte des Körpers und darauf, den

Prozeß der Genesung zu begleiten. Es gibt Gleichgewicht und Übergänge zwischen "Gesundheit" und "Krankheit", und Krankheit "will" wegen der ihr eigenen Autonomie auch "leben". Während der Körper seine Kräfte für die Gesundheit mobilisiert, kommt und geht die Störung für eine Weile. Ein Zeichen von Heilung ist, daß das Problem seltener, weniger schwer oder nur für kürzere Zeit zurückkehrt. Sogar nach einer Heilungskrise bedarf es oft weiterer Zeit und Hilfe, bevor die Natur das Problem gelöst hat. Krankheit zu überwinden und die Gesundheit wiederzuerlangen ist kein Ereignis, sondern ein Prozeß, der als solcher Zeit braucht.

Die Haltung des Heilers

Wenn wir jemanden über Wochen oder Monate durch einen Heilungsprozeß begleiten, ist ein gewisser Abstand angebracht. Es liegt nicht in unserer Verantwortung, jemand anderen zu heilen. Heilung wird von der Natur vollbracht, und unsere Aufgabe ist nur, diesen Prozeß so gut wie möglich mit unserem Wissen und unseren Fertigkeiten zu unterstützen. Wenn wir eine nicht urteilende oder wertende Haltung bewahren, laufen wir nicht Gefahr, in die Achterbahn von Begeisterung und Niedergeschlagenheit zu geraten, je nach dem, ob es dem Klienten "besser " oder "schlechter geht". Verstrickung des eigenen Ego in den Heilungsprozeß eines Klienten hilft ihm in keiner Weise und kann sogar unsere eigene Handlungsfähigkeit einschränken.

Druckgradient

Das letzte Grundprinzip der Physiologie des Energiekörpers, das hier erwähnt werden soll, ist, daß jemand immer dann anfälliger für Krankheiten ist oder stärker zu Verletzungen neigt, wenn er sich in einem Zustand plötzlichen Wechsels befindet. Dieses Phänomen wird "Druckgradient" genannt. Ein gängiges Beispiel ist der Mensch, der über lange Zeit emotionalen Streß, z.B. schwere Krankheit eines Familienangehörigen oder Scheidung, ertragen und diese Zeit auch relativ gut überstanden hat. Wenn die eigentliche Streßursache dann weg ist und der Druck nachläßt, wird er "plötzlich" krank. Ein einschneidender äußerer Wechsel oder veränderter Druck verursacht eine Verschiebung im Körper. Diese Zeit der inneren Veränderungen und der Wiederherstellung der Homöostase geht mit erhöhter Instabilität und Anfälligkeit für Krankheiten und Unfälle einher. In konstantem Streß kann sich der Körper stabilisieren. Wenn sich das Ausmaß an Streß ändert, geht insgesamt Stabilität verloren.

Wenn man sich über den Mechanismus dieses Druckgradienten im klaren ist, kann man sich auf Veränderungen von Streß vorbereiten. Wenn man in Zeiten des Wechsels von einem "Druckniveau" auf ein anderes besonders darauf achtet, sich genug Ruhe zu gönnen, sich gesund zu ernähren und weiteren Streß zu vermeiden sowie sich durch Meditation, Visualisierung und Energiearbeit unterstützt, kann man ohne Krankheit daraus hervorgehen.

Ein neues Verständnis von Gesundheit und Krankheit

Körperliche Anatomie und Physiologie sind, im Gegensatz zur Existenz und Bedeutung des energetischen oder subtilen Körpers und seiner Anatomie, Physiologie und Schwingung, allgemein anerkannt. Wenn wir seine Existenz akzeptieren, unterscheiden sich Folgerungen und Schlüsse, die wir aus Ereignissen in unserem Alltagsleben oder in der therapeutischen Situation ziehen, ganz erheblich von jenen, die vorher allein auf körperlicher Realität beruhten. Krankheit wird von einem Ereignis zu einem Prozeß. Wenn man jemandem zeigen kann, wie ein Unfall oder eine Krankheit ihm als Lehrer dienen können, übernehmen sie eine wichtige Rolle in seiner Entwicklung und seinem Wachstum.

Die Grundprinzipien der Natur zeigen sich auf allen Ebenen, und wenn wir uns um ein tieferes Verständnis der verborgenen Elemente eines Systems bemühen, erweitern diese Prinzipien unsere Möglichkeiten. Einmal miteinander verbunden, ergänzen sich die westlichen und östlichen Gesundheitslehren und bringen neue Ausgewogenheit in unser Bild von Gesundheit und Heilen. Das Verständnis des natürlichen Gleichgewichts zwischen physischem und subtilen Körper vermittelt einen ersten neuen Einblick in die Kraft, Gesundheit in uns und anderen hervorzubringen.

[1] Theodor Schwenk, Das sensible Chaos: Strömendes Formenschaffen in Wasser und Luft, Verlag Freies Geistesleben, Stuttgart 1962, S.64
[2] Würde der Gartenschlauch von einer handbetriebenen Pumpe statt von der Wasserleitung gespeist, wäre die Analogie stimmiger. Wer die Pumpe bedient, müßte sich deutlich mehr anstrengen, wenn die Schlauchöffnung kleiner wird.(A.d.Ü.)
[3] George Vithoulkas, The Science of Homeopathy, New York, Grove Press 1980, S. 231.

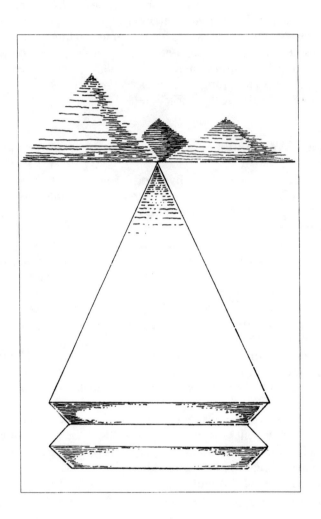

Kapitel 7

BRÜCKEN IN DIE ZUKUNFT

Eins der Naturgesetze in der chinesischen Philosophie besagt, daß sich Muster und Vorgänge auf allen Ebenen der Realität überall in der Natur wiederholen. Bewegungen der Planeten im All ähneln der Bewegung der Elektronen im Atom. Wie im Großen so im Kleinen. Der Makrokosmos spiegelt sich im Mikrokosmos wieder.

Die ihnen innewohnende Bewegung können wir bei vielen Mustern beobachten und erfahren: Veränderungen der Temperatur und der Feuchtigkeit, den Wechsel von Tag und Nacht und den Lauf der Jahreszeiten. Wir können uns der Wechselwirkungen zwischen Bewegung und fester Struktur bewußt werden, wenn der Wind Grashalme biegt, das Wasser ein Flußbett auswäscht, das Wachsen von Pflanzen und Bäumen die Erde belebt.

Viele der sich verändernden Muster in der Natur können wir nicht auf dieselbe Art und Weise fühlen oder riechen, wie wir das in der Welt der Strukturen oder Gegenstände können. Aber das macht sie für unser Leben nicht weniger bedeutend. Viele Vorgänge sind zu langsam (die Entstehung von Gebirgen), zu schnell (Bewegung von Elektronen), zu groß (Meeresströmungen) oder zu klein (zelluläre Bewegung im Körper) um sie zu beobachten. Und trotzdem wissen wir, daß sie existieren.

Erweiterte Sicht des menschlichen Körpers

Die östlichen Kulturen haben über Tausende von Jahren Denkmodelle von jenen subtilen Mustern in der Natur entwickelt, die unseren Körper beeinflussen und die in erster Linie durch subjektive Beobachtung und Erfahrung wahrgenommen werden können. Die subjektive Wahrnehmung der östlichen "Wissenschaftler" ist der westlichen Wissenschaft nicht völlig fremd. In der Physik stellen Forscher mehr und mehr fest, daß ihre Erwartungen und Einstellungen das Ergebnis von "objektiven" Experimenten beeinflussen, was auf eine tiefe

Verbindung zwischen objektiver und subjektiver Welt hinweist. In der Medizin fangen wir gerade an zu verstehen, wie wichtig unsere subtile Natur sowie Methoden zu ihrer Erkundung und Harmonisierung sind.

Als ich 1971 das erste Mal an einem Akupunktur-Workshop teilnahm, kam ein Mann zu Prof. J.R. Worsley, weil er seine rechte Hand nicht voll zur Faust schließen konnte. Er war Mitte siebzig und hatte diese Beschwerden nun schon seit mehr als zehn Jahren. Während dieser Zeit war er von einer Reihe von Ärzten in den verschiedensten medizinischen Zentren gründlich untersucht worden. Keine der anschließenden Behandlungen hatte Erfolg. Ich verfolgte die Akupunkturbehandlung selbst nicht, sondern war nur da, als er aus dem Sprechzimmer kam und das erste Mal seit zehn Jahren seine Hand voll schließen konnte. Er war außer sich. Ich war nur einer von mehreren Akupunktur-Studenten, die sich aufgeregt nach der Behandlung erkundigten, wo die Nadeln gesetzt worden seien und ob es weh getan habe. Ich erfuhr, daß nur eine einzige Nadel in dem der Hand gegenüberliegenden Bein gesetzt und dort für ungefähr zehn Sekunden gelassen wurde. Der Patient empfand überhaupt keinen Schmerz. Als ich das hörte, schien mein Verstand zu explodieren. Was ich da hörte, ließ sich mit meinem medizinischen Wissen überhaupt nicht vereinbaren. Kurze Zeit später begann ich mich dem Studium der Energie und unserer subtilen Natur zu widmen.

Die scheinbaren Konflikte zwischen meiner eigenen wissenschaftlichen Ausbildung und den Lehren aus östlichen Modellen über Medizin und Körperenergie aufzulösen, wurde zu einer kreativen Herausforderung, und ich glaube, daß meine diesbezügliche Erfahrung für viele Ärzte und andere Heilberufler, die in den westlichen Traditionen herangewachsen und ausgebildet wurden, nicht ungewöhnlich sind. Es ist wichtig zu sehen, daß aus dieser Auseinandersetzung ein neues Verständnis des menschlichen Körpers hervorgeht und damit einher ein vollständigeres Modell von Gesundheit und Heilung. *Innere Brücken* verstehe ich als einen Beitrag zu dieser erweiterten Sichtweise.

Übersicht über das Energiemodell

Die Energiemuster und Bewegungsvorgänge im menschlichen Körper sind ungeheuer komplex. Um das Wissen über diese Muster praktikabel zu machen, habe ich das Gesamtbild vereinfacht, vielleicht auch

zu sehr vereinfacht, indem ich es in zweckmäßige Argumentations-
schritte aufgeteilt habe. Diese Schritte wurden dann zu einem Raster
oder einer Struktur neu zusammengefügt, auf dem ich mein Wissen
und meine Erfahrung organisieren und mit den einzelnen Schritten
erweitern konnte.

Das Energiemodell vom menschlichen Körper besteht aus drei
funktionalen Einheiten: erstens dem unorganisierten energetischen
Hintergrundfeld, zweitens der vertikalen Bewegung des durch den
Körper laufenden Stroms, der uns mit unserer Umgebung verbindet
und drittens den inneren Energieströmen, die infolge des vereinzelten
und individuellen Daseins unseres Körpers entstehen und uns zu
unabhängig voneinander funktionierenden Einzelwesen machen.
Dieses letzte Muster - Energieströme innerhalb des Körpers - läßt sich
weiter in drei Ebenen aufteilen. Der tiefe Energiefluß durch die langen
Knochen und das gesamte Skelettsystem, der mittlere Energiefluß
durch die weichen Körpergewebe und der obere Energiefluß unterhalb der Haut. All diese Energieströme und Schwingungen vermischen
sich und hängen miteinander zusammen, sind aber so weit voneinander unabhängig, daß wir auf jeder der drei Ebenen spezifische
Funktionen ableiten und besondere Charakteristika beschreiben
können.

Bestätigung des Modells

Ich habe mich entschlossen, in diesem Buch das Grundmodell durch
Erkenntnisse aus Yoga und Akupunktur zu erweitern und zu präzisie-
ren und zu zeigen, wie das Wissen aus diesen Systemen sich in das
Grundmuster einfügt. Viele andere naturheilkundliche Systeme -
Homöopathie, Kahuna in Hawaii oder die Überlieferungen der
Indianer, um nur einige wenige zu nennen - könnten ebenfalls auf
dieses Modell bezogen werden und würden seine potentielle Nützlich-
keit weiter verstärken.

Praktischer Einsatz des Modells

Wenn man den Körper in den Begriffen von strukturellen und
energetischen Komponenten betrachtet, wird die von mir verwendete
Metapher des "Überbrückens" verständlich. In jedem von uns gibt es
Brücken, die Verbindungen zwischen unserer eigenen Struktur und
unserer energetischen Natur, herstellen. Andere Brücken verbinden

uns mit der Gesamtheit der Natur, und es gibt Brücken, über die ein Mensch zu Struktur und Energie eines anderen Menschen Kontakt herstellen kann.

Ich habe gezeigt, daß man auf verschiedene Arten mit Energiefeldern und Energieströmen in Berührung kommen kann: Durch die Hände, durch Nadeln, durch verschiedene physikalische Hilfsmittel (Wärme, Kälte, Ultraschall), durch Körperhaltungen (Hatha-Yoga), durch Visualisierung, Meditation und Diät usw. Mein besonderes Interesse gilt dabei dem Gebrauch der Hände und der Herstellung des direkten Kontaktes mit der physischen Struktur und den energetischen Komponenten.

Durch den Einsatz von Bewegung (Zug, Druck, Biegen, Drehen) und Nicht-Bewegen (den Angelpunkt) können wir das "Mitgehen" und den Widerstand im Körper eines anderen in bezug auf unseren Krafteinsatz fühlen. Wir können seine Klarheit, Stärke und Elastizität einschätzen. Ein gewisses Maß an Bewegung oder Geschmeidigkeit des Energiekörpers ist für optimale Gesundheit notwendig. Zu wenig Bewegung führt zu Starrheit, Mangel an Reaktion und einer Neigung zu jenen Verletzungen, die jeder spröden oder rigiden Struktur eigen sind. Zu viel Bewegung führt zu Instabilität, Mangel an Durchsetzungsvermögen, Suggestibilität und einer ganzen Reihe von Verletzungen, die für hypermobile Strukturen üblich sind.

Die energetischen Charakteristika können außerdem durch die Geschwindigkeit eingeschätzt werden, mit der der Energiekörper auf unsere Nadeln, Massagen und Angelpunkte reagiert - wie schnell der Mensch REMs oder Atemzyklen entwickelt oder andere Signale von Energiebewegung als Reaktion auf einen energetischen Reiz zeigt. Die Lokalisierung von energetischem Überfluß oder Mangel erlaubt weitere Einblicke in die innere Welt eines Menschen. Aufgrund unseres Wissens von energetischen Mustern können wir Rückschlüsse ziehen: Sicherheit hat mit dem Becken zu tun, Sexualität mit dem Kreuzbein, Macht mit dem Lendenwirbelbereich, Ärger und Frustration mit Hüften und Kiefer, Hingabe mit dem Herzen, Traurigkeit mit der Brust, Kreativität mit der Kehle und Intuition mit der Stirn. Natürlich sind das Verallgemeinerungen, aber sie sind nützlich, um uns über den Verbindungsweg zwischen physischer, emotionaler und energetischer Natur eines Menschen zu geleiten. So, wie es viele Möglichkeiten gibt, den Energiekörper eines Menschen zu untersuchen, so gibt es auch viele Wege, ihn zu klären und ins Gleichgewicht zu bringen. Beispiele dafür sind Körperarbeit, Akupunktur, Kräuterkunde, Bewegungstherapie, direkte Energiearbeit und Visualisierung. Zu vielen dieser Ansätze gehören die unwillkürlichen Reaktionen des Klienten auf energetische Bewegung, durch die wir den Prozeß objektiv verfolgen können. Bei Systemen mit direktem Handkontakt haben wir als zusätzliches Feedback das, was wir tatsächlich mit unseren Händen fühlen.

All diese Richtlinien machen Energiearbeit "handfest" und begründen Fertigkeiten, die sonst vielleicht schwer greifbar und vage blieben und außerdem sehr empfindlich für den verzerrenden Einfluß irgendwelcher Vorstellungen.Sie werden noch faßbarer und nützlicher, wenn man ein theoretisches Verständnis für die unwillkürlichen Reaktionen des Klienten (wie Apnoe, Hyperpnoe, REM) und die Beziehung zwischen Energie und Bewegung einerseits und dem physischen Körper andererseits mitbringt.

Konventionelles Krankheitsmodell und Energiemodell - eine Ergänzung

Wenn man das Energiemodell in die medizinischen Vorstellungen über Gesundheit und Krankheit mit einbezieht, ist klar, daß jede Krankheit eine energetische Manifestation hat und daß es möglich ist, Krankheit in Begriffen von "energetischem Ungleichgewicht" zu erklären. Es ist jedoch ein Trugschluß anzunehmen, daß ihrer Natur nach *alle* Störungen ursprünglich energetisch sind. Genauso verkehrt wäre es, anzunehmen, daß alle Probleme grundsätzlich physikalischer Natur sind. Z.B. steht außer Frage, daß es bei einem gebrochenen Knöchel eine energetische Komponente gibt. Aber die primäre strukturelle Pathologie liegt im Knochen und nicht in der Unterbrechung der Energiebahnen. Zunächst bedarf es medizinischer Hilfe, erst in zweiter Linie energetischer.

Andererseits haben funktionelle Störungen wie Asthma oder Colitis medizinische Anteile, aber die primäre Pathologie ist meistens eine Antwort auf Streß. In diesem Falle wäre eine energetische oder psychologische Behandlung grundlegend und eine allopathische Behandlung symptomatisch. Oft decken alternative Heilverfahren und allopathische Medizin unterschiedliche Bedürfnisse ab. Statt sich gegenseitig auszuschließen, können sie sich ergänzen. Sie repräsentieren einfach unterschiedliche Kapitel in demselben Buch über Gesundheit und Ganzheitlichkeit.

Persönliches Potential und Wachstum

Kürzlich hörte ich einen Vortrag über die ganzheitliche Tiefenpsychologie von Dr. Ira Progoff.[1] Nach Progoff repräsentiert das Unbewußte nicht nur "verdrängte Persönlichkeitsanteile" wie bei S.Freud oder das "kollektive Unbewußte" wie bei C.G. Jung, sondern beinhaltet auch einen Teil des Potentials eines Menschen, das erst noch in der Zukunft erblühen muß.

Progroff vergleicht dieses unbewußte Potential mit einem Pflanzensamen, dessen Wachstum nicht von den vergangenen Erfahrungen des Individuums, sondern von den teleologischen Zielen der gesamten Spezies bestimmt wird. Dieser Teil ist nicht deshalb unbewußt, weil er unterdrückt ist, sondern weil die Zeit noch nicht gekommen ist, sich im Leben des betreffenden Menschen zu entfalten. Diese Entfaltung gehorcht ihrem eigenen Zeitplan. Es ist die verborgene Zukunft, die erst im Laufe des Lebens hervortreten wird.

Als ich Progroff zuhörte, wurde mir deutlich, daß sich dieses ursprüngliche Potential nur durch die realen Rahmenbedingungen eines Menschen ausdrücken kann, die aus seiner gegenwärtigen Weltsicht bestehen und durch Energie und Struktur in Körper, Geist und Seele bestimmt sind. Die Entwicklung des unbewußten Materials folgt einer natürlichen Ordnung und zeigt Parallelen zur Aktivierung der großen Körperchakras, wie sie im Yoga gelehrt wird. In beiden Fällen vollzieht sich die "Entfaltung" durch die Bedingungen von Körper, Geist und Seele wie sie gerade in diesem Augenblick existieren. Im alten Indien verbrachte der Yoga-Aspirant Jahre mit der inneren Reinigung und Vorbereitung, bevor die Chakras durch Erweckung der Kundalini aktiviert wurden. Die aus dieser Vorbereitung resultierende innere Klarheit half ihm, sich auf die verstärkte Energie einzustellen, die in seinem Körper frei wurde. Dadurch wurde die Gefahr von Kriyas, Krankheiten, Verwirrung oder sogar Psychosen verringert.

In unserer heutigen Kultur gibt es grundsätzlich weniger Vorbereitung auf die Aktivierung der Chakras oder das Öffnen tiefer, unbewußter Prozesse, wie sie von Progroff beschrieben werden. Für manche Menschen sind diese Lebensereignisse leicht, natürlich und nahezu mühelos. Für andere können sie als plötzlicher Einschnitt traumatisch, erschreckend oder befremdlich sein. Eine der Variablen, von der es abhängt, wie Menschen auf ihre Entwicklung reagieren, ist die Klarheit von Körper, Geist und Seele, durch die sich die Entfaltung vollzieht.

Wenn jemand gut ernährt und versorgt ist, frei von größeren Konflikten, frei von Wahrnehmungsverzerrungen und negativen Vorstellungen, hat er die besten Möglichkeiten, sich natürlich zu entfalten. Die Energie wird frei im ganzen Körper schwingen; der unbewußte Samen wird zu voller Blüte gelangen.

Ausblick

Das Wesen der sich entwickelnden Samen unseres eigenen Potentials oder des Potentials unserer Klienten und Patienten können wir nicht ändern. Aber wir können die Schwingungen im subtilen Körper und den Nährboden, auf dem sich Lebensereignisse vollziehen, beeinflussen. So wie die innere Vorbereitung des Yogis es ihm ermöglicht, seine Chakras gelöst zu öffnen, so dient die Harmonisierung und Ausbalancierung der Schwingungen im subtilen Körper einem ähnlichen Zweck, nämlich das Erblühen des Samens aus dem Unbewußten in unser Leben hinein zu ermöglichen.

Durch unsere Fähigkeiten und unsere Kenntnisse von den Körperenergien und den inneren Brücken können wir uns und anderen bei der Entfaltung dieses Lebensprozesses behilflich sein.

---

[1] Dr. Ira Progoff, The Waking Dream and the Living Myth in the Creative Work of Ingmar Bergman (New York: Federation for the Arts, Religions and Culture in New York City, a Dialogue House Recording).

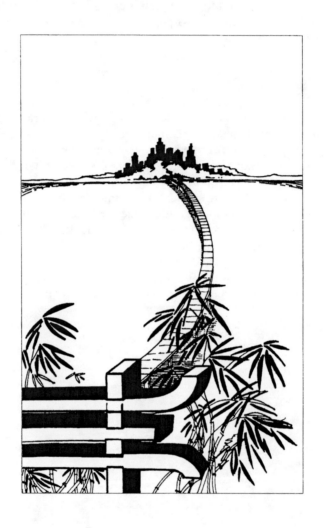

Alexandersson, Olaf:
Living Water: Viktor Schauberger and the Secrets of Natural Energy.
Northamptonshire, England: Turnstone Press, Ltd., 1982.

Arnstein, Robert:
The Psychology of Consciousness.
San Diego Harcourt Brace Jovanovich, Inc., 1972.

Assagioli, Roberto:
Psychosynthese. Prinzipien, Methoden, und Techniken.
Adliswil/Zürich, Verlag Astrologisch-Psychologisches Institut, 1988.

Benson, Herbert,M.D.:
The Relaxation Response. New York, Avon Books, 1974.

Bentof, Itzhak:
Auf der Spur des wilden Pendels. Abenteuer im Bewußtsein.
Reinbek, Rowohlt, 1985.

Bertherat, Therese, und Bernstein, Carol:
_Der entspannte Körper.Schlüssel zur Vitalität, Gesundheit
und Selbstbestimmung._ München, Ehrenwirth, 1988.

Brodsky, Greg:
From Eden to Aquarius. The Book of Natural Healing.
New York, Bantam Books, 1974.

Campbell, Joseph:
The Mythic Image. Princeton, N. J.: Princeton University Press, 1974.

Capra, Fritjof:
Das Tao der Physik. München, Scherz, 1983.
ders.: _Wendezeit. Bausteine für ein neues Weltbild._ München, Scherz, 1985.

Cyriax, James:
_Textbook of Orthopaedic Medicine, Vol II: Treatment by Manipulation,
Massage and Injection._ Baltimore, Williams & Wilkins, 1944.

Gray, Henry, F.R.S.:
Anatomy of the Human Body. Philadelphia, Lea & Febiger, 1948.

Hulme, Kathryn:
Undiscovered Country: In Search of Gurdjieff.
Boston, Little, Brown & Co., 1966.

Jampolsky, Gerald G:
Lieben heisst, die Angst verlieren. München, Goldmann, 1989.

Joy, W. Brugh, M.D.:
Joy ' s Way: A Map for the Transformational Journey.
Los Angeles: J. P. Tarcher, Inc., 1978.

Jung, Carl G.:
Der Mensch und seine Symbole. Freiburg, Walter, 1968.

Kapandji, I.A.:
Funktionelle Anatomie der Gelenke. 3 Bände. Stuttgart, Enke, 1984/85.

Karagulla, Shafica, M.D.:
Breakthrough to Creativity. Marina del Ray, California, De Vorss & Co. 1967.

Kervran, Louis C.:
Biological Transmutations.
Binghamton, New York Swan House Publishing Co. 1972.

Leonard, George:
Der Rhythmus des Kosmos. Reinbek, Rowohlt 1986.

Lockhart, R.D.:
Living Anatomy. London, Faber and Faber, 1948.

McMennell, John, M.D.:
Back Pain. Diagnosis and Treatment Using
Manipulative Techniques. Boston, Little, Brown & Co. 1960.
ders.: *Joint Pain: Diagnosis and Treatment Using Manipulative Techniques.*
Boston, Little, Brown & Co. 1964

Michell, John:
Die vergessene Kraft der Erde. Warburg, W.Wagner 1981.

Mishlove, Jeffery:
The Roots of Consciousness. Psychic Liberation Through
History, Science and Experience. New York, Random House, 1975.

Nakamura, Takashi:
Das große Buch vom richtigen Atmen. München, Scherz, 1984.

Oyle, Irving, D.O.:
The Healing Mind. You Can Cure Yourself Without Drugs. Berkeley,
California, Celestial Arts Publishing Co., 1971.

Postle, Denis:
The Fabric of the Universe. New York, Crown Publishers, Inc., 1976.

Samuels, Mike,M.D., and Nancy Samuels:
Seeing with the Mind's Eye. New York, Random House, 1975.

Schwartz, J.S.:
Human Energy Systems. New York, E.P.Dutton, 1980.

Schwenk, Theodor:
Das sensible Chaos. Strömendes Formenschaffen in Wasser und Luft.
Stuttgart, Verlag Freies Geistesleben, 1962.

Tiller, William A.:
"Creating a New Functional Model of Body Healing",
Journal of Holistic Health vol. 4, 1979.
ders.: *Radionics, Radiesthesia and Physics. Academy of Parapsychology
and Medicine Symposium Transcript, The Varieties of Healing Experiences,*
Oct. 1971.
ders.: *Towards a Future Medicine Based on Controlled Energy Fields.*
Standford, California, Phoenex Vol.1, No. 1, Summer 1977.
ders.: *The Simulator and the Being.* Standford, California, Phoenex Vol.1,
No.2, Fall/Winter 1977.
ders.: *"Toward a Scientific Rationale of Homeopathy".* Journal of Homeo-
pathic Practice vol. 2, no. 2, 1979.
ders.: *"Two Space-Time Mirror-like Universes. Some Consequences for
Humanity".* Stanford, California, Phoenix vol.2, no.1, 1978.

Todd, Mabel Elsworth:
Thinking Body. A Study of Balancing Forces of Dynamic Man.
Princeton Book Co., 1968.

Tulku, Tarthang:
Selbstheilung durch Entspannung. München, Scherz, 1981.

Vithoulkas, George:
The Science of Homeopathy. New York, Grove Press, 1980.

Zukav, Gary:
Die tanzenden Wu Li Meister. Reinbek, Rowohlt, 1985.

_____ Akupunktur

Academy of Traditional Chinese Medicine: *Essentials of Chinese Acupuncture.* Peking, Foreign Languages Press, 1980.
ders.: *An Outline of Chinese Acupuncture.* Peking,
Foreign Languages Press, 1975.

Austin, Dr.Mary:
Acupuncture Therapy. New York, ASI Publishers, Inc., 1972.

Chuang, Dr. Yu-min:
Chinese Acupuncture.
Translated by Desmond K. Shiu. New York: Oriental Publications, 1972.

Hashimoto, Mme Dr. M.:
Japanese Acupuncture. Edited and annotated by Dr. Philip M. Chancellor. New York: Liveright Publishing Corp., 1968.

Low, Royston:
The Secondary Vessels of Acupuncture.
Northamptonshire, England, Thorsons Publisher, Ltd. 1983.

Mann, Felix:
Akupunktur - Ein Weg zur Heilung von vielen Krankheiten.
Heidelberg, Haug, 1976.

McGarey, William A., M.D.:
Acupuncture and Body Energies. Phoenix, AZ, Gabriel Press, 1974.

Moss, Louis M.D.:
Acupuncture and You. New York, Citadel Press, 1966.

Shanghai College of Traditional Medicine:
Acupuncture: A Comprehensive Text. Translated by John O'Connor and Dan Bensky. Seattle: Eastland Press, 1982.

Porkert, Manfred:
The Theoretical Foundations of Chinese Medicine- Systems of Correspondence. Cambridge, Massachusetts; MIT Press, 1974.

Veith, Ilza:
The Yellow Emperor's Classic of Internal Medicine. Berkeley, University of California Press, 1972.

Woolerton, Henry and J. McLean, Colleen:
Acupuncture Energy in Health and Disease. A Practical Guide for Advanced Students. Northamptonshire, England, Thorsons Publishers, Ltd, 1979.

_____ Gesundheit

Airola, Paavo:
Are You Confused? Phoenix, Arizona,Health Plus Publisher, 1971.
ders.: *Natürlich gesund. Ein Praktisches Handbuch biologischer Heilmethoden.* Reinbek, Rowohlt, 1987.

Cousins, Norman:
Der Arzt in uns selbst. Reinbek, Rowohlt, 1984.

Gesser, Charles H.:
The Principles of Natural Living and Natural Healing.
Tampa, Florida, Gesser Publikations, 1966.

Johnson, J.Stanley, Jr., M.D.:
To My Patients. J.Stanley Johnson, Jr., 1977.

Sanford, John A.:
Healing and Wholeness. New York, Paulist Press, 1977.

Simonton, O.Carl:
Wieder gesund werden. Reinbek, Rowohlt, 1982.

Turner, Roger Newman:
Naturopathic Medicine- Treating the Whole Person.
Northamptonshire, England, Thorsons Publishers, Ltd., 1984.

_____ Yoga

Avalon, Arthur (Sir John Woodroffe):
Die Schlangenkraft. München, O.W Barth-Scherz, 1978.
(Als Zusammenfassung der "Schlangenkraft":
Pandit, M.P.:
Kundalini Yoga. Erläuterungen der Chakras, Drei Eichen)

Chia, Mantak:
Praktisches Lehrbuch zur Erweckung der heilenden Urkraft Chi. Tao Yoga.
Interlaken, Schweiz; Ansata 1985.

Karanjia, B.K.:
Kundalini Yoga. New York, Kundalini Research Foundation, 1975.

Krishna, Gopi:
Kundalini. Erweckung der geistigen Kraft im Menschen. München,
Scherz, 1983.

Krishna, Gopi:
Die neue Dimension des Yoga. Berlin, Ullstein 1989.

Mishra, Rammurti S.:
Vollendung durch Yoga. München, Scherz, 1985.

Motoyama, Hiroshi:
Theories of the Chakras. Bridge to Higher Consciousness.
Wheaton, Illinois, Theosophical Publishing House, Quest Book, 1981.

Muktananda, Swami:
Kundalini-The Secret of Life.
South Fallsburg, New York: SYDA Foundation, 1979.
Rama, Swami:
Voluntary Control Project. Topeka, Kansas, Research Departement,
Menninger Foundation.
ders.: *Yoga and Psychotherapy- The Evolution of Consciousness.*
Honesdale Pennsylvania, Himalayan, International Institute of Yoga
Science and Philosophy, 1976.

Ramacharaka, Yogi:
Fourteen Lessons in Yogi Philosophy. Lond., Yogi Publication Society, 1911.

Sannella, Lee:
Kundalini & Die neue Wissenschaft. Essen, Synthesis, 1990.

Vishnudevananda, Swami:
The Complete Illustrated Book of Yoga.
New York, Crown Publishers, Inc. Julian Press, Inc. 1960.

Yogananda, Paramahansa:
Autobiographie eines Yogi. München, Scherz, 1979.

Der Autor

Fritz Frederic Smith, Dr.med., studierte am College of Osteopathic Physicians and Surgeons und am California College of Medicine. Am College of Chinese Medicine in England erwarb er den Bachelor- und Magistergrad. Er ist Schädelosteopath, zertifizierter Rolfer (inaktiv), zertifizierter Akupunkteur, anerkannter Prüfer für Akupunkteure in Kalifornien sowie Mitglied des Prüfungsausschusses und Leitenden Lehrkörpers am Traditional Acupuncture Institute in Columbia, Maryland.

Dr. Smith ist Begründer des "Zero Balancing System", eines strukturellen Akupressursystems. Früher als Allgemeinmediziner tätig, beschränkt er sich in seiner Arbeit jetzt auf traditionelle chinesische Akupunktur, Chiropraktik und Zero Balancing.

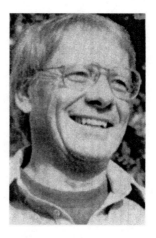

Printed in the United States
90160LV00008B/208/A